# まちかど保健室にようこそ

## 〈川中島の保健室〉ものがたり

白澤章子 著

からだ・こころ・性のこと
なんでも話してホッとできる

かもがわ出版

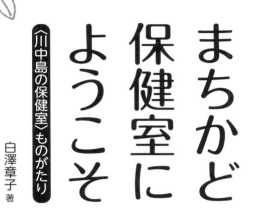

# はじめに――地域にも保健室があれば

40年間、長野県の公立小学校と中学校で養護教諭を勤めました。保健室で多くの子どもや保護者の方に接するなかで、子どもの話をしっかり聞き、寄り添えるところを見つけ「あなたは大事な人だよ」と伝えてきました。未来のある子どもたちを心身の両面で支え、ともに生きる養護教諭の仕事が、私は大好きです。

学校の保健室には、養護教諭がいます。この職種は、日本が独自に発展させてきたものです。始まりは学校看護婦で、欧米諸国と同じ形でした。欧米では学校看護婦が公衆衛生看護の立場ですが、日本では教育職員として学校に定着したのです。教育の立場で子どもと関わり、その抱える困難をともに受けとめ、「人として生きる」ことを願って支えます。

中学校の時期は、からだは二次性徴の真っ盛り、心は高校受験がちらつき、とりわけ不安定です。この時期の生徒に必要なことは「性教育」だと考え、養護教諭として力を入れてきました。教室で性と生の授業を仲間とともに学ぶことにより、生徒たちは自分の成長を正しく理解し、安心すると、受験にしっかり取り組めると思いました。

中学生に関わりながら保健室の場所と役割を改めて認識した私は、学校と同じように地域にも保健室があればいいなあと思うようになり、退職後〈川中島の保健室〉を開きました。２０１９年10月に開室してから、10年になります。この機に〈川中島の保健室〉でおこなってきたことをまとめました。

大先輩である東京の坂本玄子先生（元養護教諭）は「65歳から本当の仕事ができる」とおっしゃいました。スイスのジュネーブで開催された健康教育国際会議で、ご一緒したときのことです。当時63歳だった私は、「私の65歳はこれからだ!!」と思い大きな勇気をいただきました。

坂本先生のおっしゃる「本当の仕事」に迫るために、私も何かやりたい！という希望が湧き上がりました。次第に子どもに関わることに声がかかり、性教育の講演や授業に呼ばれるようになりました。また〝人間と性〟教育研究協議会（性教協）長野サークルの代表や本部ブロック幹事を務め、全国セミナーを長野で開催したり、『長野の子ども白書』に執筆したりと、地域へ全国へ発信することに関わっています。まちかど保健室を全国に広げることもこれからの仕事です。

もくじ

## 4 地域で子どもを育てよう――長野県での取り組み…065

## 5 生まれてから死ぬまで 性は誰にとっても大切なもの…091

（本文に出てくる相談者の名前はすべて仮名です）

デザイン／ＤＴＰ　田中律子　イラスト／Bikke

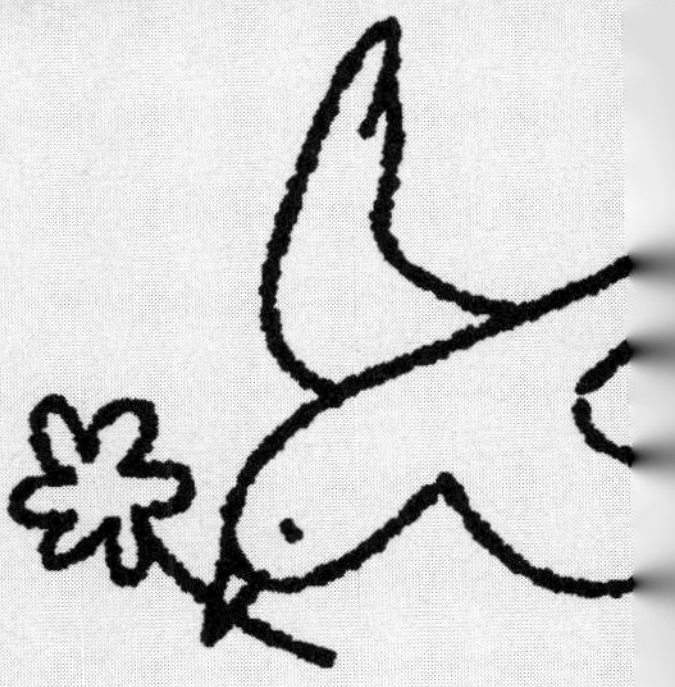

# 1 悩む子どもと保護者たち
## ——日々の相談から

お医者さんに行くほどでもない
相談施設に行くほどでもない
だけど、ちょっと聴いてほしい

心配事を、いっしょに考える
〈川中島の保健室〉にどんな相談があるか
まずご紹介します

## 「私、生理大きらい！」

啓子さんは、高校を中退して〈川中島の保健室〉へ週1日通っていました。自由奔放にふるまっていましたが、月経が近づくといつも不機嫌でした。

「私、生理大きらい！　おなかが痛いし気持ちがユウウツになるし、いつも漏れておふとんを汚しちゃう」

そんな啓子さんの誕生日が迫っていました。

月経を人一倍嫌悪する啓子さんに、私は基礎体温計をプレゼントしようと思いつきました。自分の身体のリズムがわかり、気持ちよく生活できる素敵な女性になる必需品です。ただ、啓子さんが毎日測ることができるか、少し心配でした。

誕生日当日、啓子さんは、意外なプレゼントに驚いた様子です。携帯電話にアプリを入れて入力すると、グラフも書けるんだねと興味を持ったようでした。私は自分が10代だったときの出来事を話しました。

「基礎体温計をつけたお陰で、月経が来るときや排卵もわかったよ。一度だけだけど、たった今排卵があったってわかったときがあってね。日曜日ソファーに座っているとき、少し腹痛がして左の乳首がググッと痛くなったの。『排卵した』と思ったね。基礎体温を毎日測っていたから、感じたと思うよ。啓子さんは、おふとんを汚すそうだけど、ナプキンとタンポンも使うと安心だよ」

こう話して、使い方を説明しました。啓子さんは、タンポンにも乗り気でした。1か月後、啓子さんからメールが入りました。

「今日、生理が来ました。すごくうれしいです。基礎体温計の体温が下がったので生理が来たのが実感できたからです。前まであんなにしんどくて嫌だったけれど、先生の保健室で勉強したことや、先生方の勉強会に出席するたび、生理が素晴らしく思えるようになりました。自分の身体を知ることや心のことも知ることができて、今は生理をうれしく感じます。女の子に生まれてよかったです。また、性教育の勉強ができたらいいと思います。本当に素晴らしいプレゼントをありがとうございました」

その後、啓子さんは自分の月経周期が29日とわかり、月経が来る日には、自分で気持ちを調節できるようになったと言います。自分の身体を理解すると「いやだ」と思っていた月経も、「よかった」と変わるのですね。

## からだのこと、性のことを知りたい子どもたち

遊びの途中で〈川中島の保健室〉を訪れる小学生がいます。ある常連のお子さんは、最初お姉さんと一緒に来ていました。その姉が中学生になったので、今度は自分が、ソフトボールクラブのお友だちを連れて3人で来ます。お休みの日には、川中島地区内を自転車に乗って遊んでいます。〈川中島の保健室〉も遊びのひとつに入っているのかなとうれしいです。

この子らが保健室に入ると、机の上に置いてある飴の入れ物を真っ先に見て、「いいですか」と聞きます。「いいよ」と言うと、どの飴にするか3人は好きな飴をそれぞれがサッと取り、2回目は「そーれ」と言ってほしい飴を取ります。1人2~3個の飴が確保できるように用意しています。それから、リュックをおろしハンカチ落としを始めます。この狭い保健室の中で、ハンカチ落としはとても心配ですが、はらはらドキドキしながら私は見守ります。子どもたちは遊びの中で、楽しくしようと工夫しているのです。初めての子には、逃げるとき「反対廻りもいいよ」と言って、なかなかおもしろい方法を考えながら遊んでいます。

あるとき、疲れると本棚へ行き、性の本のところでクスクス笑っていました。この状態がずいぶん続くので声をかけました。

「5年生になったね。学校で性教育の授業があった？」と聞くと「血が出ること？」と自信なげに言います。「どうして出るのかな？」「おとなになること、おっぱいが大きくなる」と言ってニヤニヤ顔です。「『おっぱいのひみつ』の絵本があるよ」と言うなり3人で探し始めました。

そして、机の上で3人一緒に本に食いつきながら、交代で読み始めました。その顔は真剣です。「『女の子』『男の子』の本もあるよ」と言うと、すぐ見つけました。その場に座り込み本をペラペラめくりながら、こんどは中を読もうとしません。ニヤニヤが始まって本を閉じてしまいました。性的なことはいやらしいこと、ふれてはいけないこと、というおとなの意識や態度が、ニヤニヤに現れているように思えました。

私は、このままにしておいてはいけないと思いました。小学5年生は生まれてきた自分から子どもを産む可能性のあるからだに変化していくときです。自分の身体の変化がなぜ起こるのか、どんな気持ちなのかしっかり知ってほしい時期だから、「自分のからだだよ。これから変化していくからだのことを知っておかないといけないね」と言うと、床にもう一度座り、最初から本を広げ、交代で最後まで読み進めました。

その後、遊びの途中で、何回となく来るようになっています。「学校で生理が始まったらどうしたらいいの？」など、からだのことで質問もするようになってきました。

ちょっとしたことばかけで、子どもは自分に引き寄せて学びます。そのチャンスは逃さないようにしたいと思いました。

## お父さんはぼくのことを嫌っている

小学校2年生の翼くんが、お母さんと一緒に訪れました。お母さんが話し始めました。「この子は、学校で気に入らないことがあるとすぐ手を出して、相手のお子さんを傷つけてしまいます。家に帰って聞いてみると、僕が悪かったというのです。この子には小学6年生の兄がいて、父親はうまく振る舞う兄をかわいがるのですが、この子のことは苦手で、嫌っているように思います。保育園の頃から、お友だちを傷つけて、そのたび私はこの子を連れて、相手のお家を訪ね謝りに行っているのです」ということでした。

私は、翼くんは、兄と4歳離れていて、兄のようにうまく振る舞うことができず、葛藤しているのではないかと思いました。そして父が嫌っているようだということが気になりました。そこで、翼くんに聞いてみました。

「翼くんはお父さんが好き？」すると「お父さんは、ぼくのことを嫌っている」ときっぱり言うのです。「でもお父さんが好きなんだよね。お兄さんとけんかをすることもあるかな？」と聞くと、「兄ちゃんが強いからぼくが負ける」と冷静なときもあるとわかりました。

学校のことも聞いてみました。「けんかになったときおかしくなっちゃうんだよ、それで爪でひっかいちゃう」。担任の先生は、けんかになった状況をしっかり聞いてくださることもわかりました。

そこで、翼くんに提案をしたのです。

「翼くん、クールダウンって知ってる？　自分がおかしくなったなってわかるときがあるって言ったね。そのときだよ。そのとき机の下でもいいし、カーテンの中でもいいよ、そこに隠れるんだ。しばらくそこで落ち着くまで待っていると、お友だちをひっかかなくてもすむよ。一度やってごらん。お家で練習してみるといいね」と言ったのです。翼くんは「わかった！」と言って、〈川中島の保健室〉にあるペットボトルで作った剣玉で遊んでいました。

翼くんは、お父さんともっと一緒に遊んでほしいのでしょうね。お父さんは、翼くんも兄と同じように可愛いと思っていると思いますが、子どもは、おとなの様子をしっかり見ています。兄弟でどっちが好きかと比べています。

子どもの気持ちがわかったらラッキーです。心してその子とふれあうことが大切です。お母さんにそのことをそっと伝えました。その後、お母さんは翼くんのことをたくさんほめるようにしたそうです。担任の先生にクールダウンのこともお話ししたところ、その場所もないので、「先生に言ってごらん」と提案。先生に言ってお話しするとひと呼吸できて、その後2か月間トラブルはないそうです。お母さんは翼くんのことをぎゅうっとしています。お母さんが翼くんのことを一生懸命考えていることを、翼くんは感じていることでしょう。それだけで、子どもは安心するものです。

## リスカは悪いこと?

「リストカットの相談で来ました」と、高校1年生の美代さんがお母さんと一緒に保健室を訪れました。リストカットとは、手首(リスト)に自分で刃物などで傷をつける自傷行為のことで、嫌なことがあったとき、カッターで手首に切れ目を入れるなどします。仲間の影響を受けやすく、友だちの体験を知ってやってみるといったことも起こります。いつの時代にもある若者の生きづらい感覚や閉塞感と通底しています。リストカットをリスカ、腕（アーム）カットをアムカと呼んで流行語となりました（以下、リスカと略）。

中学時代に、友だちがリスカをやっていました。美代さんも友だちとのいざこざから死にたいと思ったとき、ついやってしまいました。最初は軽い気持で始めたのですが、つらいことがあると忘れようと思って、気がつくとやっていました。

美代さんは、「切ったところから血が出てくると生きていると感じる」と言います。それから何かあると、落ち着きや癒やしを求めてリスカをするようになっていったと言いました。

途中でお母さんが席を外し、美代さんと二人きりになりました。すると「私は元気。白澤さんはリスカする人をどう思いますか」とすかさず聞いてきました。

「自分の身体を傷つけるほどつらいんでしょうね。『やめよう』って言わずに抱きしめるかな」私がそう言うと、「みんなはそんなふうに思ってくれない」と言いました。美代さんは「リスカする子の気持ちを世の中の人みんなわかってよ」と叫んでいるようでした。お母さんにわかってもらうにはどうしたらいいかと悩んでいるので、書庫にあった雑誌『保健室』２００６年２月号、特集「リストカット――心と出会う窓」を貸しました。何気なく置いておけば、お母さんも目にするのではと思ったのです。

3か月後、美代さんから雑誌と手紙が届きました。

「その後、自傷行為は一度もやっていません。以前は、どうしようもなくイライラするとハサミを握ることもありました。でも何の利益もないと思うようになりました。お母さんも雑誌を読んだようだけど、きっと私の気持ちはわからないと思う」と書いてありました。〝何の利益もない〟と思えたことに注目した私は、その過程をメールで聞いてみました。

返信メールには、「リスカは悪いこと？　絶対しちゃいけないの？　とずっと考えていました。高校の先生のことばや〈川中島の保健室〉での会話、借りた本のおかげで、リスカは駄目ではないけど、自分を傷つけるのは正しい方法じゃない。自分をもっと大切にしたい。私は間違っていないからと思えた」とありました。そして、「傷が増えていく自分の腕を想像すると、リスカして何が変わる？　救われるの？　満足なの？　と自分のことをちゃんと考えてあげられたから、リスカしても、何のいいこともないと強く思えた」と書いてありました。

原因探しや止めさせることばかりに注意を払うのではなく、つらい気持ちを共有する人がいると、一人じゃないと思えて気持ちが楽になるのでしょうね。美代さんはそこから自分を見つめはじめていったのでしょう。「このことを世界中の人に伝えたい。私の中でこれがはっきりしたとき、リスカから離れることができました」という美代さんの気持ちが素晴らしいと思います。

## 一人でいられるということ

21歳のナミさんから手紙が届きました。「昔の私は一人でいることがとてもつらかった。『一人でいることは素晴らしいこと』と先生に言われて、群れていることだけが学生生活ではないと気づきました。このことを知らなかったら寂しいだけの高校生活だったかもしれません」という内容でした。

ナミさんが〈川中島の保健室〉を訪れたのは、高校3年の4月でした。唯一の友だちと仲違いをして、距離を置いたら一人になってしまったという相談でした。

「一人で食べる昼食も教室移動もつらい」と言うナミさんに、私は、一人で行動するいい機会ではと思いました。そこで、東京書籍の性教育の副読本『ひとりで、ふたりで、みんなと――性ってなんだろう』から「子どもからおとなになるにしたがって、人間はひとりでいることができるようになります。いつまでも、ひとりになりきれないふたりは、相手に寄りかかってしまいますから、その重みでふたりとも倒れてしまうでしょう」を引用して話しました。

ナミさんは、それから毎週〈川中島の保健室〉へ通ってきました。唯一の友との関係の修復を懸命に試みますが叶わず、一人で行動せざるを得なかったのです。

あるとき合同授業で一人ポツンとしていたら、二人の女子がそばに座りました。楽しい授業だったのでナミさんから二人に話しかけると、会話が弾みました。昼食時、隣のクラスをのぞくと一人で食べている女生徒がいました。「一緒に食べていいですか」と声をかけると、「いいよ」という返事。一人でいることっていい面もあると気づいたのです。仲良しグループで固まっていたら他の人との交流はなかったかもしれません。

この手紙が届く少し前に、ナミさんの祖父が亡くなりました。お通夜やお葬式で自分の仕事と役割が一人前に果たせたことで、自分が持っている力を実感できたようです。また、むずかしかった自動車の免許も取得でき、さらに自信を得て、誰かに頼る生き方でなく、自立して生きることの心地よさを感じて、私に手紙を書きたくなったのでしょう。

人は、何か問題にぶつかったとき、真正面からしっかり向き合う勇気を持ち、乗り越えていく。その姿勢を周りの支援者も一緒に応援していきたいものです。

## いじめ、つらさに寄り添って

「中2の娘がいじめにあい、不登校気味で心配です」と、お母さんが〈川中島の保健室〉を訪れました。

教室で「あいつウザイ」とコソコソ話が始まり、「机が曲がっている」と芳恵さんの机が蹴られ、給食のとき、誕生日にみんなで牛乳乾杯する日に「芳恵さんの誕生日です」と担任が言ったらクラスがシーン。「友だちが怖い」「クラスにいるのが怖い」と、彼女はどんどん孤立していきました。

1か月半後、教科書に「しんで…」と書かれました。担任は道徳の授業を組みますが、いじめている子が「人のことを死ねとかウザイと言うのはよくない」と発言したのです。担任は芳恵さんへのいじめの事実を把握していたのでしょうか。また、学校はいじめアンケートを実施し支援会議を開きましたが、事態はかえって悪化し、本人や保護者の学校不信が募るばかりでした。学力は低下し、〈川中島の保健室〉に相談に来るほどの不信感と不安に悩まされていたのです。

私は〈川中島の保健室〉にやってきた芳恵さんに「芳恵さんは悪くないよ、胸を張って生きていこうね。学校の中にも、どこかに居場所があるはずだよ」と励ましました。芳恵さんには支えてくれる部活動の仲間がいて、それを頼りに少し頑張ることができました。

いじめ問題が深刻になっている今、学校の対応としては、いじめの事実をしっかり把握することと、いじめられている子どもが抱えるつらさや不安に深く寄り添い、安心安全な場所を保障すること。いじめる側の抱える問題にも心を寄せて、問題解決に取り組むことが必要です。形式的な取り組みでは問題をこじらせます。

子どもの声にしっかりと向き合い、成長発達を支えること、それを保障するための教師の時間的・精神的な余裕を保障することが、いじめ問題の解決に求められていると思います。そのために私は新聞のコラムにこのことを投稿しました。

身近にある問題です。問題に気づいた人が一人でもいたら子どもは救われます。その後、芳恵さんのお母さんからお礼のことばを電話でいただきました。中学3年生になったとき、転勤してこられた教頭先生が、いじめについてしっかり対応してくださったというのです。教頭先生は芳恵さんを励まし、教頭先生がいてくれたから頑張れたと言います。おかげで、高校で元気にやっているとのことでした。あの頃の自分にもし会えたら、あのとき自分のカラに閉じこもっていたから「だいじょうぶだよ」と言ってあげたいそうです。教頭先生のおかげで、中学時代をいいことに置き換えて、いい思い出としているのです。

## 「ありがとう」と言ってもらいたかった

高校を卒業して就職した英子さんが相談に来ました。保健室が身近にないからでしょうか、〈川中島の保健室〉は、卒業後の若者もたくさん利用しています。

彼女は統合失調症と診断され、薬をもらいながら1週間に1回3時間の仕事ができるようになりました。そのペースが現在何とか外に出て働ける状態です。給料の総額がわずかなため、父親から「もっと働くように」と言われ、「もう少し働きたいけど、外に出るのは不安」と言います。

家での様子を聞くと、母親が1か月前に亡くなり、家にいる彼女が一人で家事をしていました。炊事、洗濯、買い物に加え、祖父母の世話やデイケアの送り迎えもしているとのこと。

私は、「それも仕事だよ。これらの時間を全部記録してごらん。全部合計して仕事の給料として計算すると、これだけ仕事をしていると自覚できる。あなたは1週間に3時間働いているだけではなく、もっと仕事をしているよ。家事も立派な仕事だから」と話しました。彼女の顔に笑みが浮かびました。

再び彼女が保健室に来たとき、彼女は父親に「家事をするから、お金をもらえたらうれしい」と言ったところ、「お金なんて、払えるわけないだろう。何言ってるんだ！ 家にいる者は、家でできることをするのは当たり前だ！」と頭ごなしに怒られたと言います。英子さんは「金額の問題じゃないの。父に家事にも価値を見出してもらって、ありがとうと言ってもらいたかった」と言うのです。

家事は女性がすることが当たり前、外に出て給料をもらうことだけが仕事という考えは、今も根深く家庭の中にはびこっています。「家事は女性の仕事」というジェンダーバイアスの課題も多くの人に理解してほしいものです。

〈川中島の保健室〉は、子どもたちにとって卒業後も、家族以外の人から助言がもらえる「よりどころ」になっているのではないでしょうか。どこの地域にもこういった保健室があるといいなと思います。

# 2 〈川中島の保健室〉って どんなところ？

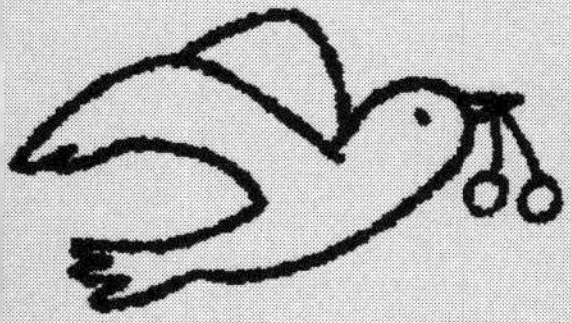

家でも学校でもなくて
そこに行くだけでホッとできる
まちかど保健室

ゆっくり話を聴いてくれて
自分が自分のままでいいと思える
〈川中島の保健室〉ってこんなところ

## だれでも気軽に訪ねられる保健室

私が自宅に開いた〈川中島の保健室〉は、長野市川中島にあります。川中島といえば戦国時代、武田信玄と上杉謙信が戦ったところとして有名です。日本一長い信濃川の源流である千曲川と北アルプスに源を発する犀川《さいがわ》との間の土地が、川中島と命名されました。その犀川の南側に自宅があります。長野市から在来線で2つ目の駅、川中島駅を降りると、東に菅平のダボススキー場や志賀高原の横手山が見え、堰のせせらぎを聴きながら徒歩七分のところに自宅があります。堰というのは住宅の脇を流れる小さな川のこと。大雨のたびに河川が氾濫していた川中島平は、江戸時代松代藩の家老が私財を投げ打ち、上、中、下、小山堰などを通し荒れ地を田畑に変えました。全国的に有名な川中島の白桃は、我が家の近くの犀川の河川敷にその原木が今も実を付けて根を張っています。

玄関を入ってすぐ正面の格子の引き戸を開けると、広さ12畳の保健室があります。靴のまま入れます。机と椅子があり、ここで相談を受けます。壁には、現職中に保健室登校した生徒さんや〈川中島の保健室〉を始めてから来室した方からいただいた絵画、切り絵などが掲げられ、柔らかい雰囲気をかもし出してくれます。身長計と体重計、視力表もあります。水道のある流し台は、うがいや手洗いに使う相談者もいます。本棚は買い集めてきた本をすべて並べてあります。小さな図書スペースです。

活動は４つあります。

①お気軽相談

②本・教材の貸出

③お茶のみサロン

④学習交流会や講演会

①は、子どもさんの問題で悩んでいる保護者の方の相談です。無料でおこなっています。現職中も、学校の保健室には保護者の方が子どもさんの身体のことで相談に来ていました。早退する子を迎えに来た祖父母の方も、保健室でお孫さんのことを話していくこともありました。〈川中島の保健室〉では、相談は予約制で1回に2時間をかけています。子ども自身も相談します。

②は本の貸し出しです。天井から床まで４連のスチール製本棚に入った本は、現職中から買い集めてきたからだや性に関する本で、４０００冊ほどあります。無料で貸し出ししています。

③のお茶のみサロンは、ご近所の方が気軽に立ち寄れるようにと、２０１０年から始めました。年10回おこなっています。地域の演奏家に来ていただくなどして10人前後の方が集まって1時間半の時間を楽しみます。

④は、講演活動です。子どもたちがどのようなことで悩んでいるのか知りたいとか、性教育の講演依頼を受けておこなっています。

２００９年の10月から始めたこのまちかど保健室の活動は、今年10年目を迎えました。当初多かった相談は、精神疾患、発達障害、不登校、性の相談でした。最近は、発達障害の理解が深まったからでしょうか、発達障害の相談数は減ってきました。子育て、家族の問題と、学校を卒業して身近に保健室のない20代の利用者の方々の、性についての相談が多くなってきています。

利用者の年代は、３歳から81歳ですが、圧倒的に多いのは子育て世代の30代です。お孫さんを見ている60代も増えています。近所の子どもさんも遊びの途中で、「ちょっと涼みに来た」と冷房の効いた保健室に立ち寄り、テーブルの上に置いてある飴をほおばりながら水を飲み、身長や体重を測っていきます。保健室の中で遊んでいくこともあります。このような居場所を知って、気軽に利用していただけたらいいなと考えています。

## 保健室ができるまでの貴重な時間

30代の頃やっとの思いで建てた家に退職まで住んでいましたが、退職にあたり、家を改築しました。「家の中に保健室を作ればいい」と言ってくれたのは夫でした。長野市川中島町に住んでいますので、〈川中島の保健室〉と名前をつけました。

保健室ができるまでの7か月間は貴重な時間でした。始めるにあたり、地域に保健室を作りたいと思っていることを行政の方にも知ってほしいと思い、川中島支所の社会福祉協議会へ行きました。すると、「それは〝まちの縁側〟ですよ」と言われました。長野市は、〝ヒト・コト・モノがゆるやかにつながりあう地域共生の場・安心居場所〟としてのまちの縁側を500か所作ろうとしているというのです。この事業の一環で生まれた「コーディネート力養成講座」に誘われました。ここでの学びが、これから始める〈川中島の保健室〉に大きな影響を与えることとなります。

家ができるにつれ、夫は「保健室を作っても、こんなところに誰も来ないぞ」と言い出しました。団地の中にある一市民の家に誰が扉をたたくことでしょう。夫が言うように、保健室を作っても誰も来ないかもしれないと私は心細くなりました。

ところが、養成講座の学びは、こんな気持ちを払拭してくれました。私がやろうとしている目的は、どれだけの人が来るかではなく、ここで人と人がつながって、広がっていくこと。これを講座の仲間と真剣に考えたところから生まれました。私の活動を「一緒に考えるよ」と手を挙げてくださった方が2人いました。

講座では、「ボランティアをするには、ビジョンを持たなくてはいけません」と言われました。次年度のビジョンと10年後のビジョンを話し合うと、元気が出てきました。一緒に考えてくれた2人は「10年後には、各市町村全部に〝まちかど保健室〟を置こうよ」と夢のようなビジョンをさりげなく言います。その調子に乗せられて、できるかな?と思いましたが、次第に不安がなくなっていくのが不思議でした。仲間と考えたので、勇気がわいてくるのです。私の活動にこんなに真剣に考えてくれる人がいる。そう思った私は2人に感謝の気持ちでいっぱいでした。

〈川中島の保健室〉を始めて10年経過した今、長野県内に〝まちかど保健室〟は4つになりました。各市町村全部にはなりませんが、広がりつつあります。

若者を性被害から守る県民運動のひとつとして、性教育の充実があります。子ども食堂の中につくる〝まちかど保健室〟は、「ひまわりっ子保健室」と名づけられました。子ども食堂の活動を支援しながら性教育の場を広げていこうという取り組みです。県民運動事務局から、旅費の支給をしていただいています。この取り組みがもっと進めばいいと思っています。行政が〝まちかど保健室〟に光を当ててくれたことをうれしく思います。

## ご近所の方が集える場所

開室して1年間は、相談活動が主な毎日でした。夏休みや放課後の時間帯に、「トイレ貸して」とやってくる男の子たちや、いつも違う友だちを連れて2〜3人で来る5年生の女の子がいました。

当初の目的だった、地域住民が気軽に立ち寄ることができる居場所にしたいというねらいを充実するために、2年目には新たな活動として、ご近所の方が集える場所としての「お茶のみサロン」を開くことにしました。おとなが集うと、子どもたちも行きたいとき、安心して来室できます。

川中島有線放送のアナウンサー酒井公子さんが取材に来て、その後1年間「川中島の保健室から」という番組を放送してくれました。その収録のとき「お茶のみサロンを始めたいと思っているの」と相談すると「それはいい考えね。私も協力しますよ」と協力員になってくださいました。毎週第1金曜日の午後1時半から3時に開くことにしました。酒井さんはアナウンサーをしていますので、司会は上手、顔も広いことから強力な協力員ができました。テーマは「ひだまりに集う詩」がいいねと、どんどん話が進みます。「地域には演奏家がいっぱいいるから、その方たちに演奏していただきましょう」と毎回趣向を凝らして企画していきます。オカリナ、琴と尺八、バイオリン、ハーモニカ、アコーディオン、三味線、フルート、マジックショー、笑いヨガ、腹話術、フラダンス、大正琴などの演奏家の皆さんが気軽に来てくださるのでありがたいことです。長野市からの補助金を、ささやかですが演奏家の皆さんへのお礼としています。ご近所の皆さんには、100円持参していただき、私の手作りお菓子とお茶で振る舞います。毎回10人前後の方々が集まります。

参加者の方からある日、「お友だちを2人連れていってもいいですか」とFAXが入りました。「どうぞご一緒においでください」と返信すると、お友だちとは、山梨県と静岡県の方でした。

山梨県の方が、「私はエコ生活をしています」と自己紹介しました。「エコ生活のお話を来月してください」と頼むと、今度はご夫婦で来てくださいました。この方のお宅には、冷蔵庫、テレビ、エアコンがありません。そのため8月の電気料金は800円でしたというお話なのです。冷蔵庫を使わないので、2人が家にいないときは電気のブレーカーを落とすことができます。調理は、練炭コンロで1日の調理をすべておこないます。冬は、まきストーブで家を暖め調理をします。買い物は夕方のお買い得時間にお店へ行き買います。お酒が大好きなので冷たいビールを買い、氷サービスをいただくと、冷蔵庫はなくても困りません。「エコに挑戦」の気持ちでどこまでできるかとやっているのです。

この方はユニークな生き方をされていらっしゃるので、毎年来ていただいています。お茶のみサロンに参加されているご近所の皆さんは、この方が大好きで、毎年楽しみにしています。

こんなこともありました。「福島県をひまわりでいっぱいにしよう」という運動が始まりました。そのことをお茶のみサロンのあいさつでお話ししたところ、参加した方がお孫さんの通っている小学校にお話しされ、川中島小学校の3年1組で取り組みが始まりました。収穫したひまわりの種と子どもさんたちが書いた手紙を福島県に送ったのです。有線放送の酒井さんが、このことをNHKラジオ朝一番の番組で紹介しました。〈川中島の保健室〉が地域とつながっていると思った出来事でした。ひまわりの種が小学生と福島県をつなげたのです。

## 「性」について、相談できる場所

〈川中島の保健室〉を開室して何年かたつと、子どものことで相談に来ていた保護者の方とよい関係ができ、新聞のコラムでも私が性の学びについて書いてきましたので、「今日は私の相談に乗ってください」と夫婦関係の相談が始まってきました。相談内容の16％を占めているのが性の相談です。

性のことは、なかなか気軽に相談できるところがないのでしょう。非通知の電話で、自慰のことや、「妊娠してしまったか心配です。母には言えません。学生です」など、相談があります。日常の中にさまざまな性の問題があふれています。しかし、相談に来られる方や電話をしてくる方は、素晴らしいと思います。そのままにしておかないからです。話をしっかり聞くと、この行動は性の成長から見てどういうところから来ているか見えてきます。

ある20代の女性は「どんなことでも母に話してきたけど、性のことは話しにくい」と言って〈川中島の保健室〉を訪れてくれました。「いつか相談に行くかもしれないと思って〈川中島の保健室〉が新聞で紹介されたとき切り抜いておいたのです」と言いました。彼女は彼とつきあう中で、身体だけを求められているという心配や、自分はいつも身体だけを求めている人しか出会わないと悩んでいます。これって自分だけかしら?と心配していました。

私は、「心配なことをこうして、電話して相談日を決め、その日にここまで来るというのはすごいことですよ。あなたが魅力的な人だから声がかかるのでしょう。自分は、恋愛をしてこの人こそと思う人と出会いたいと思っていると伝えればよいですよ」と言いました。「自分の気持ちをはっきり伝えることが大切です。素敵な恋愛をしてください」と伝えました。

「孫が夜、私の胸の中に手を入れてきます」と相談に来たおばあちゃん、お孫さんの様子を詳しく聞くと、とくに問題と思われることもなく健康に育っていると感じました。

「きっとさみしいのでしょうね。思春期になり性に関心を持ち始めたのでしょう。お母さんの仕事が忙しくて、お母さんの次に信頼しているおばあちゃんにふれてみたのでしょう。おばあちゃんが手を入れられるのはイヤだなあと思ったら『イヤだよ』と伝えていいのですよ」

「そろそろ射精が始まる時期ですから、自慰のしかたを教えてあげましょう」と言うと「学校で教えてくれないのですか?」と聞かれました。現行の学習指導要領では性交と外性器

## 自分だけの「プライベートゾーン」

未就学の時期にぜひ知っておきたい内容のひとつに、「プライベートゾーン」があります。これは水着や下着で隠れる場所のこと。大切なところなので、自分は見ても触ってもいいけど、ほかの人に見せたり、見たがったりしてはいけないところだよと教える必要があります。

たとえ親であっても、子どものおむつ替えや着替え、入浴などでは事前に「これから替える／きれいにするから脱ごうね」などと声をかけるなどしたいものです。生まれたときからの関わり方も、子どもの意識をはぐくむひとつの性教育なのです。

### 1歳

自分という存在が明確になってくる。からだの部位とことばがむすびつくようになる。

### 1歳半

鏡に映る姿が自分であることに気づく。目・口・手などを理解するようになる。

### 2～3歳

性別を理解する。男女のからだの違いに興味をもつ。おとなのからだに触る。性器に触る。「おしり」「うんち」「おちんちん」などの言葉も大好き。自分のからだにあるもの、からだから出てくるものについて、遊びを通して認識している。

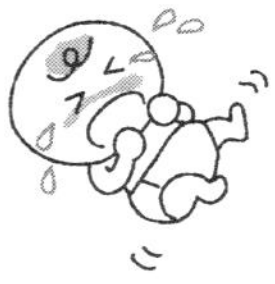

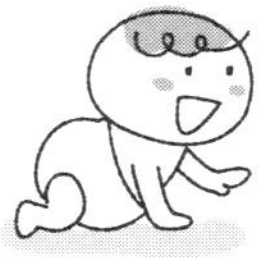

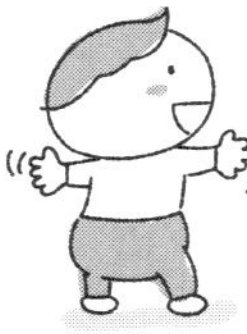

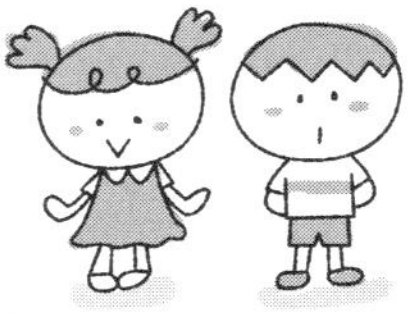

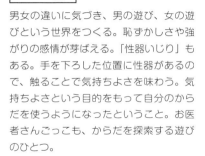

### 4～5歳

男女の違いに気づき、男の遊び、女の遊びという世界をつくる。恥ずかしさや強がりの感情が芽ばえる。「性器いじり」もある。手を下ろした位置に性器があるので、触ることで気持ちよさを味わう。気持ちよさという目的をもって自分のからだを使うようになったということ。お医者さんごっこも、からだを探索する遊びのひとつ。

### 幼児期後半

「ぼくは○○ちゃんが好き」「○○ちゃんのお嫁さんになる」とことばで表現するようになる。現在の自分と過去の自分とを比較できるようになり、みんなの中の自分がわかってくる。相手の役にたちたい、好かれたいという気持ちも強くなる。

# 性教育はいつから？

## 性教育というと、どんなことを思い浮かべますか？

学校の性教育は、年代によってかなり違います。女子だけの視聴覚室での月経指導の時代を経て、1990 年代は小学校でも性器や性交なども取り上げるような意欲的な性教育が推進されていました。しかし、2000 年代以降、性教育は不当な攻撃を受けて後退してしまっています。

そういうイメージがあると、性教育は思春期を迎えるころのものと感じられるかもしれません。ですが、ユネスコから出されている「国際セクシュアリティ教育ガイダンス」という国際的に参照されている指針では、公教育としての性教育は 5 歳からと書かれています。家庭での場合はどうでしょう。

## 子どもの発達から考えてみましょう

乳児期（～1 歳）は、基本的信頼感を獲得する時期です。保護者との関わり合いを通して自分が生きている世界を信頼し、大切にされているという感覚を得ます。

その土台となるのが愛着関係で、授乳や抱っこ、おんぶ、おむつ換え、キスや添い寝、くすぐり遊びなどを通じて伝わる愛情によって養育者と子どもの間に形成されます。愛着関係は、思春期以降の性に関わる行動や概念を形成する基盤となります。

幼児期（1～5 歳）は、あらゆる方法で「自分のからだ」を発見する時期です。日々、自分のからだを探索し、疑問をおとなに投げかけることで理解していきます。子どもの言動へのおとなの反応は、子どもにとって指針となります。しかめっつらをするのか、笑顔で返すのかで、子どもが自分のからだに抱く感覚はかわってきます。「からだって楽しい、気持ちいい」を共有することが大切です。

こうした発達の道筋を知ると、性教育を思春期まで先送りしてはいけないとわかるのではないでしょうか。

に関わることは教えないことになっていることを伝えました。するとおばあちゃんは、「私が教えます」と言って、自慰のしかたをコピーした用紙を持って帰っていきました。素晴らしい行動力です。感心しました。

# 3 養護教諭だからできること

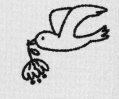

保健室の先生の役割って？
学校でなくまちかどにあるから
聴いてもらえる話って？

そして、世界に飛び出したら見えた
養護教諭の仕事と健康の課題

## 子どもの問題行動の背景にあるもの

小学2年生と3年生の男の子の面倒を見ているおばあちゃんが相談に来ました。1年前に娘が離婚して、子どもを2人連れて実家へ帰ってきました。娘は運送業の仕事をしていて土・日と祝日も出勤しなくてはなりません。そこで、おばあちゃんが孫の面倒を見ることになりました。しかし、孫の面倒が大変になり、土日のどちらかは娘が仕事を休んで、おばあちゃんの休養日としました。

「2人の孫は、『漫画の本を買ってくれれば勉強する』と言います。『くそじじい、出ていけ』とおじいさんに向かって暴言を吐きます。朝は階段で『ばあちゃん、おんぶ』と言うから、私はやっとの思いで2階まで行って、孫をおんぶして階段を降りるんです。娘が居る日曜日には、娘がご飯の用意をすることになっているんですが、娘は疲れて起きてこないです。すると、孫が『ばあちゃん、ごはん』と言うので『かあちゃんに言いな』と言うと『クソババア』と言われます。でもいいときもあってね、『ばあちゃん、いつもの』と言うので、あれかなと思い私が作った煮物を出してやると、下の孫が指でOKサインをしてくれるんですよ。この孫、どうしたらいいですか?」

こんな相談でした。

私は、このお話を聞いてこんなことをお話ししました。

「『ばあちゃん、いつもの』と言うお孫さんは、おばあちゃんが好きですね。煮物が美味しいときも下のお孫さんは、指でOKサインを出すでしょ。これは『美味しいよ』というサインですよ。とてもよい関係じゃあないですか。OKサインだけで心がつながっている関係がありますね。

日曜日に娘さんが居るとき、起きてこないから『ばあちゃん、ごはん』とお孫さんが言うでしょ。おばあちゃんは、『食事の支度をしてやってくれ』と娘さんのところに行って頼むといいですね。このことは、おとなの約束で決めたことだから、孫に言わせない方がいいですよ。疲れている娘さんですが、おばあちゃんが倒れてしまったら大変ですから、娘さんに頑張ってもらいましょう。

孫が『漫画の本を買ってくれれば勉強する』と言ったら、勉強は自分のためのことで、おばあちゃんには関係ありませんから、買い与える必要はないです。

朝、階段で『ばあちゃん、おんぶ』と言うのは、とてもよいふれあいですね。でも、お孫さんをおぶって階段を降りると、重くて足を踏み外したら大変ですから気をつけて。1段ずつおしりをつけて降りてくださいね。お母さんとのふれあいが少ないと思われるので、おばあちゃんにおんぶしてもらいたいんでしょうね。

食事と安全面だけ、おばあちゃんが担うのがいいと思いますよ。勉強については娘さんに任せましょう。お孫さんの自立に向けて、カバンまでおばあちゃんが準備しないことです。小学2、3年生はまだまだ甘えたい時期です。身体は大きくなってきていますが、誰かにしっかり見てもらいたくて、乱暴な表現になってしまうのでしょう。表面に現れる言動でなく、その言動が出てくる背景に目を向けてみましょう。

ふれあうことで、信頼感と安心感が生まれます。負担が家族の誰かにいっぱいかからないように、役割を話し合うことが大切です」

おばあちゃんは、私の話をしっかり最後まで聞いて、うなずいていました。数日後、お孫さんを2人連れて「この孫ですよ」とお礼を言いに来てくださいました。

## 評価ではなく、支え・見守り・励ます人

20代の治子さんが相談に来ました。最初に勤めた就職先は、とても自信があり大好きな仕事でした。ところが一人で生活できる給料でないため、体調を崩してしまいました。職

場の体制が少し改善されましたが、親に反対され自宅に戻りました。〈川中島の保健室〉を訪れて4回目の日、彼女は「就職が決まると、具合が悪くなり病気になってしまう。私は働く気持ちがないのかな、言ってはいけないことだけど、最初の仕事も、私より仕事ができなかった人が生き生きやっていて憎らしい。引け目を感じる」と言いました。

私は、彼女が自分の思うように身体が動かないもどかしさから不安に陥り、そこへジェラシーが重なったため、自尊感情が急激に落ちていると思いました。そのため、「引け目を感じる」と言ったのではと思ったのです。「憎らしい」には彼女のやる気を感じます。どんなことばをかけたらいいかと必死に考えました。

数日前に相談に来たあるお母さんのことばがふっと浮かびました。不登校の娘に「学校へ行けないなら、行けるまで家にいればいい。だけど、あれが悪い、あの人が悪いと言っちゃあいけないよ。外へ出るときは、悪いことをしているんじゃあないから、コソコソしないで堂々と歩きなさい。引け目を感じる必要はない、と言いましたよ」と言ったのです。

これを伝えると彼女は唇を震わせて「すごいお母さんですね」と感動して言いました。「悪いことをしているのではない」と身近にいる母親がきっぱり言い切ったことに、引け目を感じていた彼女は、勇気を得たのでしょう。

そのあと、『いいこってどんなこ？』（ジーン・モデシット・文、ロビン・スポワート・絵、もきかずこ・訳、冨山房）の絵本を2人で読みました。この絵本は「今のあなたでいいんだよ」と訴えかける本です。彼女はこの本を何度も何度も読みました。ひとしきり泣いてから「何とかやっていけそうです」と言って帰っていきました。

彼女は立ち上がりました。「今の自分は悪いことをしているのではない」と自覚したのでしょう。好きな仕事をしたいという欲望はジェラシーをも起こさせ、これが原動力になっていくのだと思いました。彼女は、2か月間のアルバイトで資金を貯め、もう一度挑戦すると今度は東京に行きました。今も頑張って仕事をしています。この力強さに感動です。

学校のなかで、通知表によって児童・生徒を評定しないのが養護教諭です。相談者のよい面を見出し、それをことばにして伝えること、自分なりの選択ができるようになるまで伴走することに、養護教諭ならではの専門性があると思います。

## その人に必要な知識・情報を伝える

高校生の優君から電話が入りました。彼は母子家庭の3人家族です。家で自慰を始めたとき、そこへ3歳上の姉が帰宅し見られてしまいました。姉は自分のパンツを脱いで彼によこしました。「これって悪いことですか?」という相談でした。

自慰は、初めてのやり方に固執するとその方法でないと射精ができにくくなると言われます。固執したやり方でないと快感が得られないというのです。「家を離れて一人の生活になったとき、お姉さんのパンツがなかったらどうするの。一人でできる自慰をやってごらん」と雑誌を見ながらの方法を教えました。数日後、「できた」と連絡が入りました。

しかし「何回かに一度はパンツがいい」と言います。姉はなぜ自分のパンツを彼に渡したのでしょうか。性について学ぶ機会がなかったため、間違った情報だけで、これでいいと考えたのかもしれません。父のいない弟のためによしと思っての行為だったのでしょうが、優君の成長にとってはふさわしくないことでした。

泌尿器科の医師から「膣内射精ができない〝膣内射精障害〟が増えている」とサークルでの講演で聴きました。ペニスを強く握る、床にこすりつける等の方法で自慰をおこなっていると、性交時に柔らかい膣の中で射精ができなくなるのです。不妊の相談でも、そうした例がよくあるそうです。「男の子は特に、なるべく早いうちに、自慰のしかたを学ぶことが大切ですよ」と医師は言われました。

かつてなら先輩などに教えてもらったことが、今は友だちやおとなに聞くこともできず、玉石混交のネット情報や過激な映像に頼ってしまうことになります。優君も「友だちには絶対聞けない」と言います。便利な社会は、知らず知らずのうちに子どもたちの成長発達に大きな影響を与えているのかもしれません。学校で教えてほしいところですが、性交と外性器については、学習指導要領で扱わないこととされています。

〈川中島の保健室〉に電話をかけ、自分で何とかしたいと思っている優君です。私は「人間の身体ってうまくできていてね。脳梗塞で血管が詰まっても、リハビリをしっかりしているとバイパスができることがあるほど、可能性に富んでいるよ。君も頑張ってごらん、きっとできるよ」と声をかけました。

優君は、私に話すことによってまた頑張ろうとしています。思春期は、心の揺れ動きが非常に大きくなります。この揺れ動きは、自分を見つめる力、自分らしさを見つけることにつながります。恋に心が揺れる時期。誰かを好きになり、気になる相手に近づきたい、ふれあいたい気持ちが強くなります。孤立した空間でおこなう自慰は、一人になる力を育むためにも意味ある行為なのです。おとなも含めてこのことを学ぶ機会が必要と思います。

子どもさんが自慰を始めたら、保護者はそっと見守り、おとなになろうとしている本人を一人の人間として尊重したいものです。自分でうまく対処し、気持ちをコントロールする自慰は「一人でいられるようになる」自立への道なのです。

## 子どもたちの息苦しさのわけ

子どもたちから「話せるお友だちがいない」「学校がおもしろくない」という声が聞こえてきます。小学校5年生のお子さんを持つ保護者の方の相談です。「不登校気味が昨年から続いています。頭が痛い、お腹が痛い、友だちがらみのもめ事から不登校が始まったのではと思います。担任から『黙って連れてきてください』と言われ、自動車に乗せ学校に着いて車中から引きずり出しました。『学校へ来ればいい顔をしていますよ』と言われました。しかし5年生になって行く気が全くなくなりました。祖母の部屋で遊んでいます。教室は空気が悪いから行かないと言うのです」

私が親御さんに伝えたことは、「子どもさんにとって今の学校が安心安全でないと感じたから、不登校となったのです。家が自分にとって安心安全な場所と思ったことはよかったですね。家も安心安全の場所でなかったら、子どもさんはどうするでしょうね」。

こう話すと親御さんは、「子どもが回復するまで家で見守るということですね」と、やはりこれでよいのだと思った様子でした。遠回りのように見えても、子どもの心に添って対応することが成長への道と思います。

このような状況に対して、今の子どもたちは根性がなくなったなどと言っている問題ではありません。子どもがおかしいというより、おとな社会のひずみによって子どもの生活を脅かしていると捉えるべきではないでしょうか。

日本の社会は、高度経済成長以降、人と人との関係をお金と物に置き換えてきました。大型店が進出して生活は便利になりました。しかし、その代わりに失ったものもあります。今まで町にあった小売店では、店主と買い物客が言葉を交わしながら買い物をする「人と人とが向かい合う」商売でした。今は、買いたいものを自分で選んでかごへ入れ、レジへ行けば何も話さなくても買い物ができるようになり、自動販売機も普及して、人と人とのつながりが薄れました。核家族化によって家族だけでなく隣近所の人々との交流も失われています。いつの間にか人対人のコミュニケーションが取りにくくなっているのです。テレビ、インターネット、ゲーム、スマートフォン、どれを取っても人と人とが向かい合うコミュニケーションが取りにくくなっています。

このような便利社会の中で成長する子どもたちは、人間らしいコミュニケーションを通した心の成長が保障されなくなってきているのです。子どもの成長・発達にとって欠かすことのできない愛着形成、甘えや依存が「過保護」として否定され、少しでも人より早くできる子にしたいという「しつけ教育」が幼児のときからおこなわれていくと、子どもたちはアップアップしてしまいます。

受験を頂点とする競争の中で、少しでも早く自立することに価値を置いた指導になりがちです。「自己決定」「自己責任」も声高に言われ、子どもたちはいっそう生きにくさを感じています。思うように子どもが動かないと、おとなは、いらだったり腹を立てたりするようになります。

## 街のなかから、学校を見るとき

「まちかど保健室」だからこそ相談者は本音が言えるのでしょう。相談活動をしていて、学校について、いろいろ考えさせられることが出てきました。

開設当初、発達障害のあるお子さんの相談がたくさんありました。その親御さんの多くは学校の先生方からモンスターペアレントと言われ、子どもさんの状況を理解してもらえず、行き場のない辛さに耐えていました。県内にある親の会や発達障害を学ぶ会に参加していました。子ども同士のトラブルから不登校になる子、いじめ、二次障害を起こしてしまう子など、さまざまな状況がありました。通信手段が便利になり、関係づくりが希薄になっている社会であるがゆえに、不信感が起こるとボタンの掛け違いで、どこまでいっても交じり合えなくなっていきます。

こうした問題を長野県養護教諭サークル〝こだまの会〟でレポート発表したところ、反響を呼んで、参加した保護者の方からさまざまな訴えを伺うことになりました。

「発達障害のあるわが子がいじめにあっている。先生は何もしてくれません」「お宅のお子さんがおかしいと言われ、誰も味方がいない学校です。小学5年生になり不登校になってしまいました」。参加者で討論したところ、このような状況が続々と出てきました。発達障害を理解できない人が大勢いる社会での問題です。

講師として参加してくださった東京都健康長寿医療センター研究所研究員（当時）の小川貴志子さんは、つぎのように話してくださいました。

「良い先生、悪い先生というのは教員評価が関係しています。教員採用試験では挫折したことのないエリートが合格しますから、弱い子どもの気持ちは、お互いに理解することが大切ですね。学校の中では、先生たちが評価、競争をさせられて孤立しているのです。学習指導要領も10年ごとに変わり、教える内容が増え、学力テストが平均点で競われます。過度の競争社会が学校の中にも生み出されているのです。

その中で自分は何ができるのかを考えないと社会が変わっていきません。自分の子どものことだけに集中しがちですが、もっと構造的な問題としてアプローチすべきです。今抱えている問題をそのままにせず、小さな声を集めて大きな問題へ広げていってほしいです。『本当の問題はこれです。だからこうしてください』と学校にははっきり伝えましょう。愚痴にしてしまってはもったいないし、何も変わりません。文章にして提出するのです。変わっていくことを感じ、相手のことを考え交流することが大切です」

この言葉は、私にとって大きな活動の要となりました。保健室から見える問題をそのままにせず、仲間とともに行動を起こしていきたいと考えました。

## 国際会議で知った日本の養護教諭の独自性

私が初めて「ヘルスプロモーション健康教育国際会議」通称IUHPE（International Union for Health Promotion and Education）に参加したのは2007年5月、第19回カナダのバンクーバー大会でした。退職の2年前のことです。千葉県の富山芙美子さん（元養護教諭）から「行きましょう」と呼びかけられたことがきっかけでした。

この会議は1951年に始まり、3年に1度開催されています。世界中から医師や看護師、地域のヘルスケアマネージャー、教育者や研究者などの専門家が集まる大きな会議です。当初の議題は「開発途上国の健康問題をいかに解決するか」という内容が中心でしたが、今日では、途上国も先進国も不平等と格差、貧困、都市化という問題を抱えています。そして、これらに付随する健康問題を考えています。

6月11〜15日に開催された第19回バンクーバー会議のテーマは「すべての人に健康面での不平等さを減少させ、その原因をさぐり、行動をおこそう」でした。

私はこのときのことを帰国後、全校集会で中学生たちに報告しました。

## バンクーバー大会からみえたもの

### 10分間の全校集会「健康」

皆さん、おはようございます。保健室の白澤です。今朝は10分間ですが「健康」について皆さんと一緒に考えてみたいと思います。私は、皆さんが「健康」についてどのくらいの意識があるのかしらと思い、お話しします。

カナダのバンクーバーで、健康教育国際会議が開かれました。開会式では、ビクトリア大学学長のデビット・タービン氏が、「特定集団の不平等さを減少させるという意味で、ビクトリア大学では先住民の学生が、社会で成功できるよう配慮をしている」と語りました。続いて、元アフリカのHIVエイズ対策国連大使、スティーブン・レウイス氏は、「現場の人たちが、一生懸命働くことはよいことだが、ものごとは、政治が動くことで変わる。政府関連への働きかけにも力を入れるべきだ。G8サミットでは、今後アフリカ救済のために、6兆円をかけると言っているが、いつまでにと限定していないので言葉のゲームに過ぎない。各国がイラク戦争にかける年間費用は12兆円なのに、その半分の額をアフリカ救済のために毎年共同で捻出することができないわけがない。アフリカでは、多くの20代30代の女性がエイズで亡くなり、その方々の子どもは孤児となっている。これも、女性の地位が低いため。今回のG8サミットで女性の権利について一切ふれられないことにも納得がいかない」と言ったのです。すると、参加している女性たちから会場いっぱいに大きな拍手が起こりました。

メッセージは続きました。「サミットでは、戦争ばかりが討論されている。しかし平和の問題は、健康についてこそ討論されるべきである。いまだに人身売買もおこなわれている。ものごとを動かすために、政府関連への働きかけは欠かせないことである」という迫力あるメッセージに、間髪入れず、参加者全員がその場に立って大きな拍手の渦が起こりました。

写真（55ページ）を見てください。これはポスター会場です。一人の発表スペースが決められていて、保健室で児童生徒たちと身体のことで関わる日本の養護教諭の仕事について、発表している写真です。日本の保健室で働いている養護教諭という職種は、日本が独自に発展させてきた職業です。会議に参加して、欧米のスクールナースと交流することによって違いがわかりました。スクールナースの勤務の形は、国によっても違いがあるようですが、多くの場合は日本でいうならば、保健所の保健師さんが週に1～2回学校を訪問して専門的なアドバイスをしていくようなものではないかと思われます。フランスやイギリスのスクールナースからは「ぜひ日本に行って養護教諭が仕事をしているところや保健室を直接見てみたい」と言われました。

5日間の健康教育世界会議の中で、印象に残ったことは、アフリカの現状です。アフリカでは、

●貧困によって起こる健康面での不平等さが問題です。

●人々の平均寿命も46歳と、とても短いです。

健康面での不平等さの例として、

●妊婦の約半分しか出産時に専門家に診てもらうことができないという現状があります。問題はいろいろあるのですが、アフリカでは政治経済が安定しないことで、健康促進の長期計画を立てることができない状況であることを再認識しました。

マーク・トウェインの言葉を引用した「たとえ、正しい方向を向いていたとしても、動いていなければ意味がない。だから行動を起こそう」というスピーチが印象に残りました。次回は3年後スイスのジュネーブで開かれます。

私は、この健康教育世界会議に参加して、改めて、養護教諭の仕事や学校健診制度の意義を実感しました。日本の学校で毎年4月から6月の間にどこの小中学校でもおこなっている発育測定・視力検査・聴力検査・検尿・貧血検査・生活習慣病検査・心電図・歯科検診・内科検診等の「健康診断」が、「すべての子どもたちに健康面での不平等がなく与え

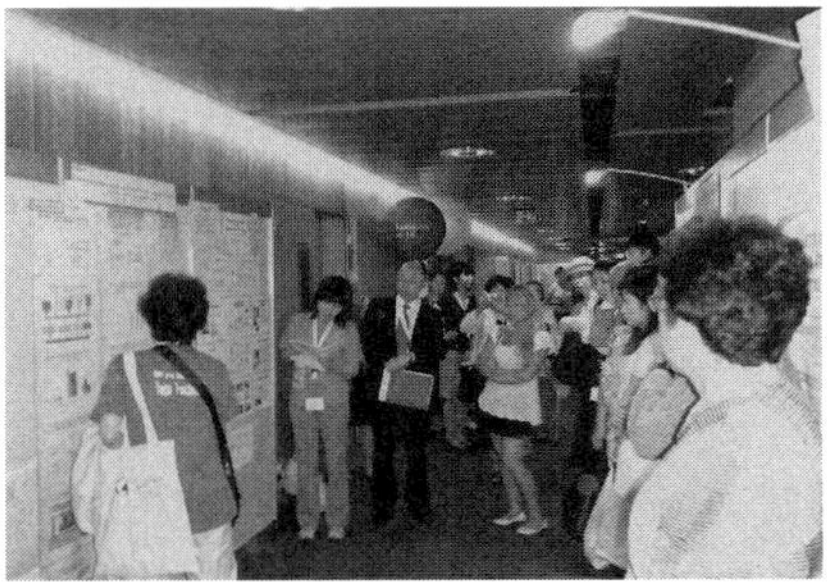

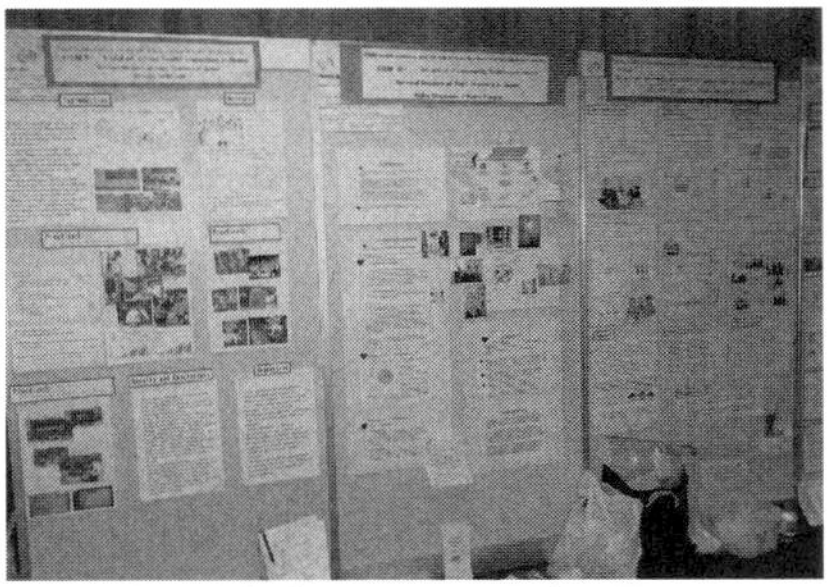

健康教育国際会議のポスター発表風景

られている、すごいこと」と思いました。全国の学校で、学校に居ながらにして健康診断、すなわち人間ドックが受けられるのです。しかも無料です。

発表のあと、「こんなにやってくれるのは日本だけなの?」「養護の先生って日本だけにしかいないの?」と、中学生たちは私に声をかけてくれました。

## 「まちかど保健室」の取り組みをポスター発表

2010年は、途上国も先進国も不平等と格差、貧困、都市化という問題を抱えており、世界の健康問題は社会基盤の崩壊に移行した年でした。「まちかど保健室」の取り組みは、まさに日本でも、大型店の進出や便利なメディアができたことなどから、人々のつながりや交流が減少し、子どもが人間らしく成長する状況が奪われているというところから生まれた発想でした。

第20回ジュネーブ大会では、私は「まちかど保健室」の実践についてのポスター発表に挑戦しました。初めてのポスター発表をすると、デンマークの男性が近づいてきて、「川中島の保健室を利用する人は、私と語り合うことでつながり、つながったことで、元気が出てくると考えた」の部分を指さし、「ここが大切」と力説しました。そして、「今夜、我々のワークショップがあるので来てほしい」と誘ってくれたのです。通訳と解説をしてくださった小川貴志子さんと出席したところ、移民の人々を支える活動がテーマでした。

デンマークには移民が多く、スラム街があります。コインランドリーにパソコンを置いて、そこに来る移民の方に、出身国の情報を教えました。このことがきっかけで、コインランドリーへ行くと自国の情報が得られるとみんなに伝わり、コミュニケーションが生まれました。そんな中で薬物に蝕まれている人がいると浮上し、皆がその人を支え「薬物はダメだよ」でなく「楽しいことを一緒にやろう」と誘ったのです。するとスラム街が3年でなくなったというのです。

小さな活動が地域を巻き込み、継続することによって、社会が変わっていくと学びました。〈川中島の保健室〉も小さな活動ですが、地域を巻き込んでいる大切な活動と思い大きな自信となりました。

## タイ・パタヤ大会での感動

2013年にはタイ・パタヤでの健康教育国際会議に参加しました。ポスター発表も2回目となり、自分から進んで声をかけることができるようになりました。足を止めてポスターに興味を持ってくださった方は、インドネシア、タイ、日本の方々でした。「どのような資金でやっているのですか?」という質問が多くあり、「ボランティアとして無料でやっています」と答えました。

この会議で最も印象に残ったのは、「健康のための最善の投資は、早い時期の投資である」ということばでした。ポスター展示の中にも乳児期に対応している活動がありました。

大会の合間を縫って、プラティープ財団を視察しました。この活動こそ「健康のための最善の投資は、早い時期の投資である」にぴったりでした。困難な生活から健全で公平な社会への理念を持って活動しているプラティープ財団は、スラム街に住む子どもたちを対象に早期教育をしています。まさに的を射る研修場所であったと思います。「教育こそ力なり」のことば通り、プラティープ財団の創立者プラティープ氏自身も、幼少時代スラム街で育ちました。16歳の若さでスラム街の子どもたちを集めて文字を教え、教育を身につけさせてきました。その方のお話を拝聴することができ、感激で胸が一杯になりました。

## 社会的な公平・公正を求める人びと

2016年のブラジル・クリチバ大会のテーマは、「健康と公平の推進」でした。基調講演をしたオックスフォード大学のデビッド・スタックラー教授は、不況下の政策と健康の関連について鋭く指摘しました。

「不況になると自殺やアルコール依存が増加し、お金がなくて病院に行けないので感染症の死者が増えるなど、健康にはマイナスと考えられます。しかし、健康にとって本当に危険なのは不況自体ではなく、無謀な財政緊縮策です。リーマンショック後に財政緊縮策を取ったギリシャ、イタリア、スペインでは健康度が下がったものの、緊縮策を取らなかったアイスランド、スウェーデンでは健康度が上がりました。人々の健康は不況よりもその後の財政政策に驚くほど影響を受けたのです」（順天堂大・福田洋氏からの情報提供）

全体会場で、現地の人たちが「北部にも社会的な公平・公正を」と掲げたプラカードを持ち、サイレントデモをしていました。人々の社会的な公平・公正や健康を求める雰囲気に驚きましたが、会議の最終日に発表された18項目のクリチバ宣言の最終項目は「ヘルスプロモーションは4つの基本的な原則――公正・人権・平和・参加――がなければ成立しない」とありました。本大会のテーマ「健康と公平の推進」の実現を強く願っていると感じました。

さて、ポスター発表の前日、ホテルの一室に集まり、恒例のポスター発表の練習をしました。私は、性教育の取り組みとして、モリスの12段階（62～63ページ「保健だより」参照）を教材にした授業を提示しました。モリスが示した12段階のカードを持参したところ「このカードはおもしろい。会場でやってもらったら」「ふせんに張り付けて、見に来てくれた方に並べてもらったらいい」とアイディアが次々と出ました。すぐ準備が始まり、その手際の良さに感謝の気持ちでいっぱいでした。

当日は、大勢の方が、「これは、なに？」とカードに興味を示し、チャレンジしてくださいました。ミシガン大学准教授からは「モリスの教材は、どのような目的でするのですか」と質問がありました。「貧困を抱えた子どもたちは特に、すぐ性交へとつながる実態があることから、ふれあいの大切さを伝え、たくさんコミュニケーションを重ねてから、最もプライバシーの原点である粘膜と粘膜のふれあい〝性交〟へと進むこと。そして相手を傷つけないふれあいを大事にしたいのです」と答えると、彼女は「アメリカでは、コンドームの使い方をまず教えます」と言いました。「私たちは、身体のすばらしさ、ふれあいの心地よさをたっぷり伝え、その後で例外もあるよ、望まない妊娠や性感染があるよと、その予防法を伝えたいと考えています」と説明しました。

## 世界から日本を見る

２０１９年のニュージーランド・ロトルア大会のテーマは「地球規模の健康と持続可能な発展について考察する」でした。

クライストチャーチの痛ましい銃乱射事件に遭遇した際、無益な情報拡散と憎しみの連鎖を防いだアーダーン首相の対応が高く評価されました。マオリ語「キアオラ」（こんにちは・お元気で）の挨拶から始まりました。「Foot print（地球に）痕跡を残している」という言葉が各所に出てきました。プラスチックや化学物質がばらまかれ地層になっている状況。気候変動についての話題、都市部での健康問題が問題視されました。

今回からポスター発表が電子発表となり、提出された２０６本のポスターのうち、推薦されたポスターのみ「ポスターサークル」として取り上げられました。３台の大きなモニものを黒板にはり、クラス全体で話し合うことから、友だちの意見を交流します。この活動でこれから自分の夢や目標を実現していくために、焦らず、ゆっくり、時間をかけて、自分はどのように相手との関係を作っていくかを決めていってほしいと考えました。

奥田継夫著『君たちは性をどう考えるか』（筑摩書房）に、12 段階の説明が書いてあります。そこを引用して、モリス氏は 12 段階をどのように提示したのかとその説明を語りました。

## 対等な関係

このカードは、男性と女性で絵が描かれていますが、人間には個人差があること、同性愛や無性愛の人もいることを伝えます。モリスは「12 番目に簡単に到達するカップルは、別れる率が高い」とも言っています。このことも伝えます。

最後に、「デート DV」「望まない妊娠」「性感染症」のリスクにふれ、ふたりが対等な関係であることが重要であることを押さえて終わりにします。

**中学 3 年生の感想**

- 心やからだを傷つけないためには、順を追うことが大事だと思いました。人の第一印象は見た目からだと思う。最終的には大きな責任がつきまとうこととなると思います。
- 最初は相手の観察から始まり、時間が過ぎていくにつれ、相手のからだを触っていく。最後のカードまでいけるのは、互いの信頼と安心がともにあることが最重要なのだと思いました。
- 目で相手を知り、口で話をする。そこから恋人などになり、子孫を残していくこと。私は今回カードを通して学びました。一人ひとりの考えや思いが違うということがよくわかり、それによって人間は同じ人はいないのだと改めて思いました。

IT の時代です。わからないことはなんでもインターネットで検索できます。そのためでしょうか、相対して語り合う機会が少なくなっています。友だち同士で語り合うグループ学習は性教育の中で大事な位置づけとなっています。

川中島の　保健だより ―――― ②

# モリスの 12 段階

## 子どもたちが問題を起こしたとき

子どもたちがおとなにとって不都合と思われることを起こしたとき、それには必ずわけがあります。まず数人で子どもを理解したいものです。

「モリスの 12 段階」の教材化の背景には、思春期を迎えた子どもたちの性交だけに固執してしまう状況がありました。「ふれあいには、段階があるよね」という仲間の声から、イギリスの動物学者デズモンド・モリスがサルの性行動を観察して親密な人間関係がたどるプロセスを示した 12 段階を教材にしようというアイディアが生まれました。『ふれあい――愛のコミュニケーション』（平凡社）では、モリス自身、「単純化しすぎているが」と断っていますが、これを教材にして、中・高校生に、どうやって相手との関係性を作っていったらよいのか考えてもらおうということになりました。

## グループで、12 段階を並べる

モリスの 12 段階を 1 枚ずつのカードにしました。12 枚のカードは、①目から身体、②目から目、③声から声、④手から手、⑤腕から肩、⑤腕から腰、⑦口から口、⑧手から頭、⑨手から身体、⑩口から胸、⑪手から性器、⑫性器から性器、です。このうち、④⑦⑫の 3 枚のカードは色紙を使いました。この 3 枚は、親密度がとくに増していく段階だからです。

5 ～ 6 人のグループでどのように並べていくか考えます。この過程が大切な学習になります。グループで並べた

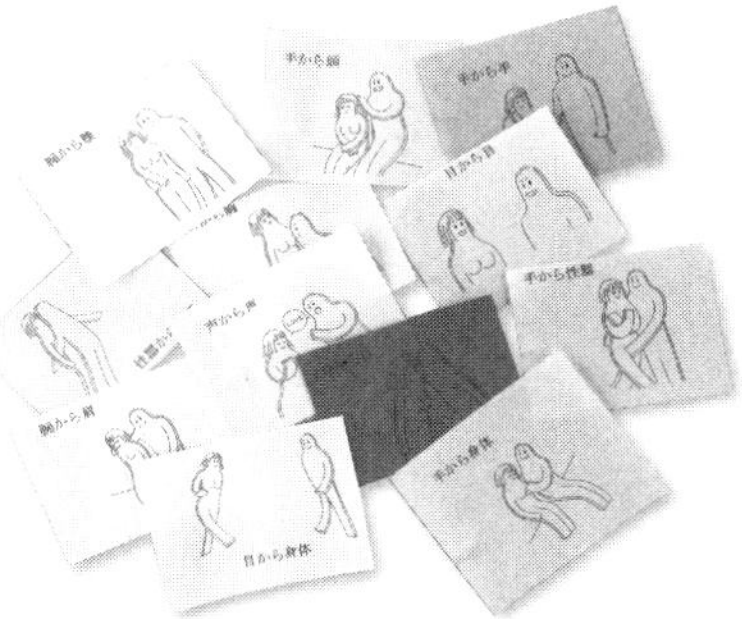

12 段階をカードにしたもの

ター画面とスマートフォンでいつでも見られるようになっていましたが、紙面での発表でなくなったため、全部のポスターを一同に見ることはできません。推薦されなかった私のポスターは、今まででいちばんすっきりとまとめたのに残念でたまりませんでした。

ニュージーランドで問題になっていたのは、約４５０万人の人口の約14％を占めるマオリの人々の、学校不適応になる子どもや若者の自殺についてでした。

マオリと国が共同で設立している学校も見学しました。地域の学校になじめないマオリの子ども１００人がマオリの文化、科学、技術を学び、朝と夕のお祈りをすることでアイデンティティに誇りと自信を持つ教育をおこなっていました。

国際会議に参加して、世界は今何を健康のテーマにするのか知ることは、興味深いことです。日本で、子どもたちに起こっている状況が世界でも問題になっているということは、どのようなことが原因なのだろうかと討論することが、子ども理解になります。いくつになっても学ぶことはおもしろいことです。

# 4
# 地域で子どもを育てよう
## ——長野県での取り組み

保健室からまちに出て
いろんなところで出前講座

仲間で授業案を練ったり
県の条例作りにはたらきかけたり
願いは「子どもを主人公に」

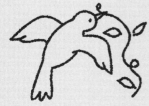

## 高校生と人間関係を学ぶ

ある高校から〈川中島の保健室〉へ電話が入りました。

「困った性行動が学校内で起こってしまいました。全校生徒に向けて性についての講演をしてほしいのです」

内容を伺うと、空き教室で生徒同士による性的行為があったということでした。まず、「ていねいな性教育が必要ですね」と話しました。全校生徒は５００人とのことです。「３学年一緒に話をするより、せめて一学年ごとに分かれてお話ししましょう」と提案しました。

一学年ずつ、学年に応じた性教育の授業をした方が、より深い学びになると思ったのです。元養護教諭の仲間３人で、今まで長野サークルで検討してきた「モリスの12段階」（62〜63ページ「保健だより」参照）を教材に、人と人が親しくなる経過を学ぶ内容を考えました。同じ教材を用いて授業のねらいや進め方は同じですが、学年に応じて伝えたい内容を検討します。１年生では、グループ活動の前の説明をていねいにおこなうこと、２年生では、グループ活動に時間をかけグループでしっかり話し合いながらの活動をする、３年生では、デートＤＶや望まない妊娠もありうること、性感染症のリスクも伝えようと話し合いました。

この授業をおこなったところ、生徒の感想は、次のようなものでした。

「動物には発情期があって、人間はふれあいを大切にする。生活環境を整えてきたからですね。その上に立って今の私たちがあることを幸せに感じます。恋人を作る上で自分の意見を言えるというのも大切だと思いました。12段階の行為は、お互いの愛情を認め合う行為でもあるんだなと思いました」(3年女子)

「人の愛は12段階からできていて、相手の気持ちを考えるということから始まるのだとわかりました。今までの考えであったら、相手の気持ちを考えるなんてことはなかったのですが、相手の心を大切にしなければならないと思うようになった」(2年男子)

「今回『心やからだを傷つけない二人の関係』について学べたことは、生徒たちにとって、これからの人生において大変勉強になったことと思います。これまでのお付き合いの仕方について振り返る機会になったことでしょうし、愛の12段階を学び、愛を育む過程を学びました。よい関係を築くために、焦らずゆっくりと交際していく大切さにも気づくことができました。今の子は人を感じて生活をすることが少ないのかもしれません。学校でも友だちとの会話より、携帯ゲームをしている生徒ばかりです。人のふれあいを通して、信頼が生まれたり、安心できる居場所ができたり、愛されているという実感を持てるようにな

るのだと思います」（養護教諭）

多くの感想が寄せられ、実態に応じ学年に合わせて仲間と内容を検討する大切さを実感しました。

このことがきっかけとなり、仲間からの発想で新たなアイディアが生まれました。「退職した養護教諭は大勢いるから、学年ごとよりも、一クラスずつで授業をしようよ」という提案でした。

さっそくある中学校から3年生5学級1時間の性教育の依頼がありました。元養護教諭5人で一クラスずつていねいな性教育が実現しました。テーマは「君たちは性（生）をどう考えるか」としました。人生テープ（76〜77ページ「保健だより」参照）から今の自分の位置を確認し、今までもこれからも人とふれあって生きていくこと、そのふれあいの相手が、親子→友だち→特定の人へとかかわっていくことを確認し、モリスの求愛12段階のカードをグループで並べる活動を通して、自分なりの性行動について考えるとしました。

生徒さんには授業で新たにわかったこと、自分の考えなどを学習カードに記入してもらいました。授業終了後、授業者は学習カードを持ち帰り、一枚ずつコメントを記入して生徒さんへ返すようにしました。

## 紹介されました

森田ゆり　**体罰と戦争**

● **朝日新聞　2019年6月22日（斎藤美奈子氏）**

〈「時には必要」と思っている限りなくならない。……だけど解決への道はある。じつは実践と希望の書、なのだ〉

四六上製・264頁　2400円

---

楾　大樹　**檻の中のライオン**　《16刷・2万部突破！》

● **毎日新聞　2019年6月30日（松尾貴史氏）**

〈わかりやすいイラストレーションを使って、「権力者=ライオン」「憲法=檻」という比喩で、明快に教えてくれる良書だ。……ぜひ、学校や家庭での活用をお願いしたい〉

● **東京新聞　2019年7月21日（前川喜平氏）**

〈「檻から出たライオンは打ち倒す」。今井ヨージさんのイラストでは、さすまたを持ったうさぎや犬や猫が、ライオンを取り押さえようとしている。そんなことにならないよう、檻をしっかり守ろう〉

A5上製・120頁　1300円

---

中西新太郎　**若者は社会を変えられるか？**

● **朝日新聞　2019年9月7日（武田砂鉄氏）**

〈『若者は社会を変えられるか？』が問題視するのは、社会に充満する「何も知らないくせに、意見を言う資格などない」という態度であり、「基礎的な生育環境である消費文化世界をつらぬく政治性」である〉

四六・168頁　1600円

かもがわ出版

# 新刊案内

2019.10

価格は本体を表示

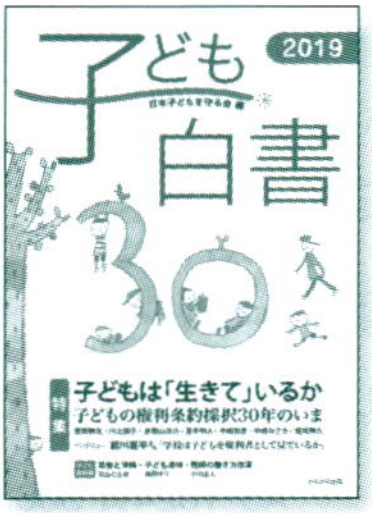


## 子ども白書2019

2刷

日本子どもを守る会◉編

「子ども権利条約30年のいま」を特集！
子ども最前線[沖縄、ひきこもり、虐待、働き方改革]
カラー綴じ込み「子ども生活関連年表」付き。

B5・216頁　2700円

2019年からかもがわ出版発行になりました！

上野千鶴子、池田香代子、津田大介、ピーター・バラカンら17人が語る

## わたしも、昔は子どもでした。

2刷

『子どものしあわせ』編集部◉編　A5変型・112頁　1600円

## 世界はたくさん、人類はみな他人

本橋成一◉著

四六・144頁
1600円

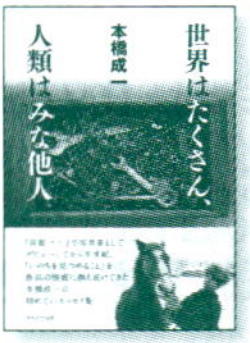


デビューから半世紀。「いのちをみつめる」写真家・映画監督の本橋成一、初めてのエッセイ集。

## 憲法九条は世界遺産

古賀　誠◉著

2刷

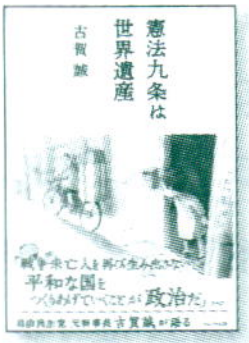


自民党の重鎮がその生立ちから語る反戦と反貧困のメッセージ。各紙で紹介、たちまち重版！

四六上製・96頁　1,000円

## りんごっこ保健室キャラバン隊

学校では、医師や助産師などを招いて、全校生徒や、学年対象に講演をしてもらう性教育の実践がよくおこなわれています。有識者からの講演は、教室とは違った意味で襟を正して聴くことから考えが深まります。一方、一クラスずつでおこなう授業は、学習活動があり、仲間との討論の中から自分の考えが深まる利点があります。私たちの出前講座もそうしたクラス単位の性教育のひとつの方法として、これらを学校の実態に応じて取り入れていただけるといいのではないでしょうか。

〝人間と性〟教育研究協議会（性教協）という全国組織の団体があります。これは、「科学・人権・自立・共生」の4つのキーワードをもとに、子どもの切実な要求に応えて正確な情報を伝え、子どもとともに「性」のあり方や生き方を考えて、たくさんの性教育の実践を積み重ねています。学校・地域・家庭・幼稚園・保育園での性教育実践を交流・創造するだけでなく、その活動の中で、自分自身の「性」のあり方を問い直し、新しく充実した「生」を模索する活気にあふれた教育実践を研究しています。東京に本部があり、教員や研究者、医師、保健師、助産師、保育士、学生などさまざまな方々が会員です。全国700人余りの会員がいて、私もその一人です。

長野県には、この性教協の長野サークルという47人の会員で構成する会があります。1年間に6回の例会を持ち、性教育の授業研究等を34年間続けてきました。

この出前講座をきっかけに、もっと性の学びを広げていこうとプロジェクトが立ち上がり、出前講座を〝りんごっこ保健室キャラバン隊〟と命名しました。長野サークルの会員は長野県内に点在していますので、全県の小中高校から依頼が来ています。

教師自身も性教育を学んでこなかったことから、いま学校では、性教育を実施することが困難な状況があります。そこで、長野サークルの仲間が、学習カードの感想を書き入れながら「おたより」を作って依頼のあった学校へお返しし、その後の性教育へとつなげていただけるようにしています。子どもたちの実態に即した性の学びを考え、子どもたちに納得できる「性と生」を考える授業を提供し、授業づくりそのものも知っていただきたいと思っています。

## 松代地区子ども劇場「げんきキッズ」での性教育

子ども劇場ってご存じですか。親子で舞台芸術を鑑賞するほか、子どもたちが感性豊かに育つためのさまざまな自主的な活動をおこなう会員制の団体です。おやこ劇場ともいい、全国各地にあります。長野市でも南部子ども劇場の中に、「げんきキッズ」（松代地区）があります。私も南部子ども劇場「山茶花の会」に、おとな3人で入会しています。

あるとき「げんきキッズ」のお母さんたちから、性教育の依頼がありました。

性教育の本を読んでみて、伝えたいことが多くて何から話したらいいのかわからない、ここまで話してもいいの？と戸惑う部分もある。性の話をするきっかけは、生理のときかな、男の子にはどんな切り口でできるの？　動物や虫の交尾を切り口に話してみることもできるかもしれない。親たちの痴漢経験を話し合うと、子どもが性犯罪に巻き込まれたとき、親ができることは何か、話し合える親子でありたいね……そんな話し合いを経て、私に依頼が来たのです。

子どもたちに「白澤さんという人がいてね、みんなでいのちの話を聞くよ。自分のからだの変化や学校では聞けないことも聞けるよ」と言うと、子どもたちからは特に反発もなく、低学年の子は「?」という感じだったと伺いました。とくに次の4つのことが聞きたいということでした。

①インターネットや動画を見ているとき、性的な広告が突然出てきて、親としては焦っ

てしまう。動画や雑誌などの情報にどうつきあっていったらいいのか

②生理はどうして起こり、どういうふうになるのか

③思春期の男子と女子のからだの変化について

④学校よりも一歩踏み込んだ内容で、でもソフトに、セックスのことも

こうして、お母さん4人が〈川中島の保健室〉に出向いてきてくださり、内容の話し合いをしました。親子で性の話を聞くのは全員が初めてで、自分の子どもにどこまで伝えていいのか、戸惑いが見えた話し合いでした。共通したのは自分も相手も大切にしてほしいという気持ちでした。

今回集まるのは、小学1年生から6年生までの男女8人と、母親が5人です。年齢に開きもあるので、小さいお子さんに合わせたお話にしようと思いました。

今「性」というとひいてしまう人が多いなかで、このような話し合いが親同士でできること自体すごいことです。子どもをしっかり見ている保護者として、おとなも一緒に学びたいと、仲間を集めたのでしょう。この話し合いが、まず性教育を身近に感じる大切なことと思いました。

話し合いの内容を聞いて私が考えたのは、まず、「性」ってなんだろうということを知ってもらいたいということでした。そして、一生の間に人は皮膚を通してふれあっているこ

と、心地よい皮膚のふれあいは、安心感と信頼感を生み出し、勇気を与えてくれること。そして独り立ちしていくなかで、性の目覚めがあり、特別な人とのふれあいに入っていく。皮膚の素晴らしさをまず伝えたいと思いました。そこから自然に質問が生まれ、子どもたちの質問に添って学んでいけばよいのではと考えました。

講演や話し合いを何回か重ねていくことで、親もだんだんに慣れていきます。国際的にみたとき、日本の学校での性教育は残念ながら遅れています。性教育が身近になっていれば、子どももおとなも相談もしやすくなり、みんなで話し合うことで性についてのドキドキ感が少しずつ楽になります、と伝えました。性の問題は人権に関わり、自己肯定感へとつながります。それは、自殺予防などにも関わると思います。

すると、お母さんがこんな提案をしました。

導入：将来、赤ちゃんを授かるに当たり、どのようなからだの変化と過程があるのか（からだ）

男の子と女の子が、お互いどういった思いやりの気持ちを持って成長していけば、すてきなお父さんとお母さんになれるのか（心）

導入のあとに白澤さんの話、みんなで話し合い、ワークショップ、家庭で話し合う。

一度きりの講座でなく、その後に何回か講座をしてもらおう、各家庭でもさらに考えていければ安心だねということになりました。

## 受精卵から考えるふれあいの学び

当日を迎えました。

私はまずはじめに、〈川中島の保健室〉の写真を見せながら自己紹介をしました。そして、「まず皆さんに考えてほしいことがあります。『性』と聞いたとき、あなたは、どんなことを考えますか?」と問いかけました。子どもたちは、下を向いてにやっと笑いました。「性という字は、立心偏に生きると書きます。立心偏は、心で感じることをあらわす字が多いですよ。快い、憎い、怖いなど。『性』は、心やからだに関わるとてもプライベートなことなのです。だから自分も他人も傷つけてはいけない。人権に関わることで、すべての人が一生を通して学ぶことなのです」と始めました。性のことをさわやかに学ぶ本を持っていますか? さりげなく語りあえる友に出会っていますか?と問いかけました。

そして、人は一生ふれあっていることを理解するために、30枚ほどのふれあいの写真を100歳までの「人生テープ」に並べてもらいました。そこで、皮膚は体表を被う脳であ

郵便はがき

602-8790

料金受取人払郵便

西陣局
承認
9059

差出有効期間
2021年4月
30日まで

（切手を貼らずにお出しください。）

（受取人）
京都市上京区堀川通出水西入

㈱かもがわ出版行

## 注文書

ご注文はできるだけお近くの書店にてお求め下さい。
直接小社へご注文の際は、裏面に必要事項をご記入の上、このハガキをご利用下さい。
代金は、同封の振込用紙（郵便局・コンビニ）でお支払い下さい。

| 書名 | 冊数 |
| --- | --- |
| | |
| | |
| | |
| | |
| | |

ご購読ありがとうございました。今後の出版企画の参考にさせていただきますので下記アンケートにご協力をお願いします。

| ■購入された本のタイトル | ご購入先 |
|---|---|
| | |

■本書をどこでお知りになりましたか?

□新聞·雑誌広告…掲載紙誌名（　　　　）
□書評·紹介記事…掲載紙誌名（　　　　）
□書店で見て　□人にすすめられて　□弊社からの案内　□弊社ホームページ
□その他（　　　　）

■この本をお読みになった感想、またご意見·ご要望などをお聞かせ下さい。

おところ　□□□-□□□□　☎

| おなまえ（フリガナ） | 年齢 | 性別 |
|---|---|---|
| | | |

| メールアドレス | ご職業 |
|---|---|
| | |

| お客様コード（6ケタ） | | | | | | | お持ちの方のみ |
|---|---|---|---|---|---|---|---|

メールマガジン配信希望の方は、ホームページよりご登録下さい（無料です）。
URL: http://www.kamogawa.co.jp/
ご記入いただいたお客様の個人情報は上記の目的以外では使用いたしません。

るというお話をしました。

受精卵の外側の膜を外胚葉と言います。この膜が受精卵の中に入り込んで脳になります。脳を包み込み、からだ全体を被っていくのが皮膚なのです。子宮の中にいたときは丸裸、羊水の中でおよそ266日胎児は大きくなっていきます。子宮の中は別天地です。しかしこれ以上子宮の中にいられないと判断した胎児は、へその緒を通して母体に出産を伝えるホルモンを出します。羊水の中から空気の社会に出るのです。

生まれたら、しっかり抱かれ産湯につかり、おっぱいを飲ましてもらう。皮膚は子宮の中にいたときの心地よさを覚えているのです。皮膚や粘膜を通して保育してくれる養育者に安心感を持ち、信頼を寄せていきます、と話しました。

その後「大事なものには名前があります」と、からだの部位それぞれの名前を確認しました。そして、「男の子の性被害は、軽視されやすい」というお話をして、休憩しました。

クイズのあと、親子に分かれてグループでの話し合いをしました。

子どもたちへのお題は「クラスの男の子がピンクのランドセルを背負って登校してきました。その男の子に何と言いますか?」。おとなたちへのお題は「年長さんの男の子です。フリルが好きでもうじき小学1年生。ランドセルを買いたいと思います。その子が『ピンクのランドセルがいい』と言ったらどうしますか?」です。

## 教材「人生テープ」

教材「人生テープ」は、性教協長野サークルの吉田アイ子さんが命名しました。人の一生をオビ状の紙で表し、乳幼児期から学童期、思春期、青年期、壮年期、老年期まで、それぞれの長さに色分けします。10メートルもの長さがあります。教室の授業や公民館、子育てサークルの皆さんなどにお話しするときに使うと、ダイナミックに伝わります。

授業で「人生の中で今、君たちはここだね」と自分の位置を確認するときにも使えます。そして「今日の授業はこのときのことをやるよ」と示すと子どもたちは、目で見て確認できます。その時の人生テープは、黒板に貼れる短いものをサークルの仲間が考案しました。みんなで授業を検討していくとたくさんのアイディアが生まれ、教材もよいものになっていきます。サークルの仲間たちで集めたたくさんの写真も財産となっていて、人生テープとともに、サークル員が共有しています。

ところで、40 ～ 50 代のふれあいの写真が乏しいのです。実はこのあたりが夫婦関係の危機となります。このように、お話しする対象年齢に合わせて使うことができる人生テープとふれあいの写真は大切な教材です。また、これからの人生設計を立てるときにも役に立ちます。

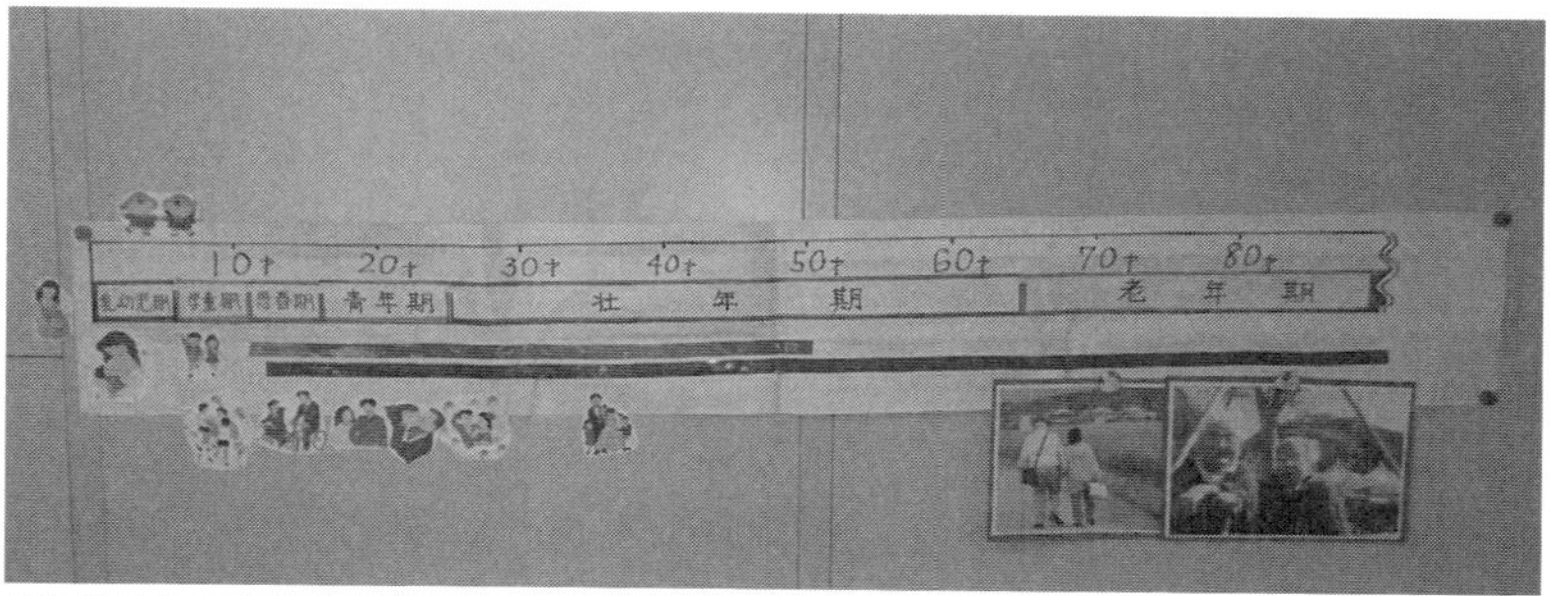


黒板用の短い人生テープ

川中島の 保健だより ③

# ふれあいの写真と人生テープ

## 「ふれあい」の授業

20年ほど前、性交の授業をどのようにしたら良いかとサークルのみんなで考えました。「皮膚から教えよう」と思いついたのは養護教諭の故・坂口せつ子さんでした。皮膚は体表を覆う脳であり、一生ふれあっているというところに注目したのです。乳児期に養育者からおむつを替えてもらい、おっぱいやミルクを飲ませてもらう、お風呂に入れてもらう。実は性交も、これらのふれあいの延長線上にあるのだということがわかるのではと考えたのです。

そのとき「人は一生ふれあっている」というテーマで、信頼できる人とのふれあいによって安心し、次への活力が生まれてくることを30枚余の写真を通して理解するという授業案が生まれ、私が担当することになりました。それぞれの年代において、ふれあっている写真をたくさん集めました。サークルの仲間たちもたくさんふれあいの写真を提供してくださいました。

こうして、その写真を1枚ずつ人生の年表に置いていくという授業ができました。時代を超えて「ふれあい」は、性の中に溶け込んでいます。それだけ人間の皮膚は広範囲にあり、他の動物にはない組織なのです。しかし、ふれあいには望まない妊娠や性感染症もあります。

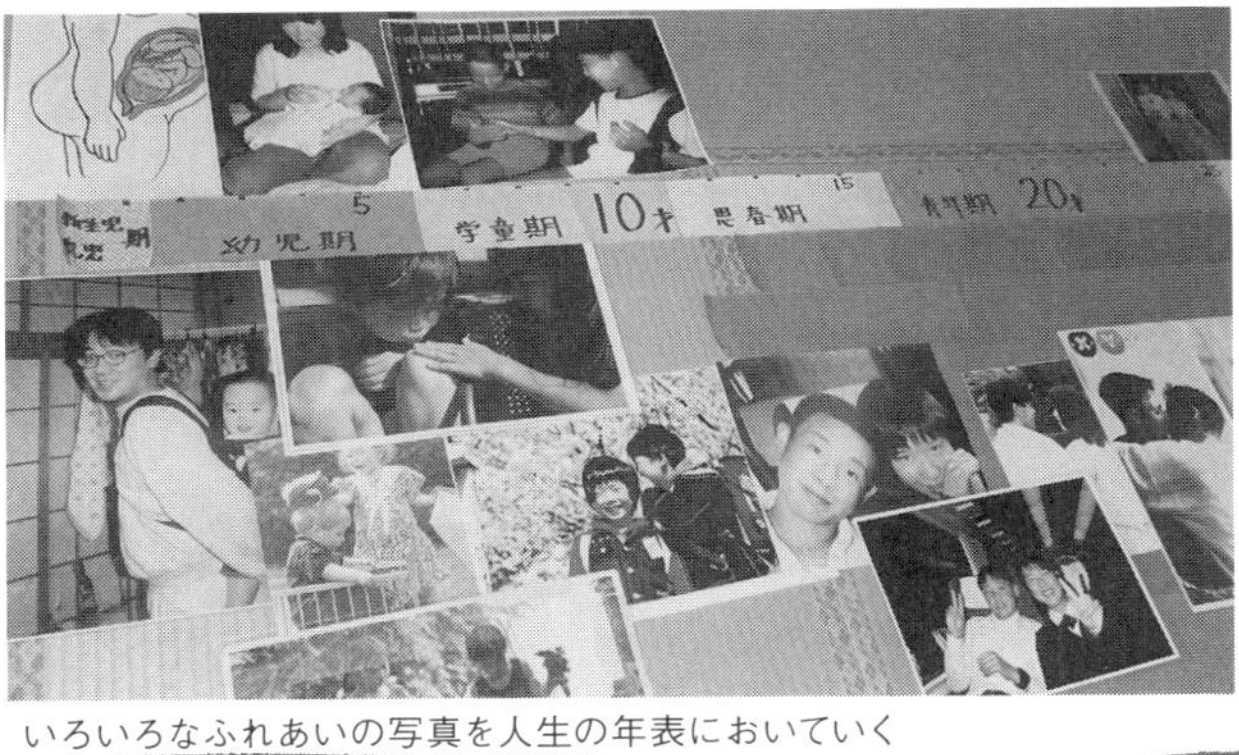


いろいろなふれあいの写真を人生の年表においていく

子どもたちの反応は、とてもすてきでした。

女子からは「そのランドセル可愛いね」「自分の個性があっていいね」。男子からは「すごいね」「変だと思う」「お似合いですね」「びっくり」「きもいね」「似合わないね」「変わった人だね」。

おとなのほうの反応を見てみましょう。

「ちょっと可愛らしいブルー系を勧める」「ピンクとは違う別の色をどう?と勧めてみる」「男女使えそうな色を選択させる」

どうでしょうか。おとなや、子どもたちのなかでは男の子の方が、「男らしく、女らしく」という社会規範が気持ちを大きく支配していることがわかります。親はその子がいいと思っている色にしたいのですが、いじめられるかもしれないという気持ちがよぎるのです。社会の現実がどうなのかを察するからこそ、歯止めをかけてしまうのでしょう。

しかし、本人にとってみれば、決して気持ちがいい声かけではありません。本来の気持ちではないからです。「男らしく、女らしく」という社会的な性、ジェンダーは、時代や地域、文化、宗教などによって、さまざまに変化していくものです。女の子たちのように、後押ししてくれる人がいれば、ピンクのランドセルを選ぶことはできないことではありません。その勇気をみんなでつくっていきたいものです。

地域から生まれる性教育は、大きな力に発展していきます。お母さん方にていねいに関わっていきたいと思っています。

## 「長野県子どもを性被害から守るための条例」ができるまで

青少年健全育成条例という言葉を聞いたことがありますか。これは、1948年の茨城県をはじめ各都道府県に定められた、子どもの安全・健全な成長のための条例です。具体的には深夜の青少年の外出制限や、青少年への有害図書販売の禁止、青少年との性行為の禁止などが定められています。

実は長野県は、こうした青少年健全育成条例を、全国47都道府県のなかで最後まで作らなかった県でした。これは、青少年に有害な環境を条例で規制することより、遠回りのように見えても、地域社会で青少年を育むことが目的を達成できると考えてきたからです。

しかし、2000年代に入り、教職員をはじめ公務員の性犯罪行為が続き、淫行処罰条例を持つ東御市でその一部を逮捕、処罰したことがマスコミに大きく報道されました。また、インターネット等の普及や性教育の後退などによって、県内における子どもたちの性被害が増加したことから、県民から懸念の声があがり、２０１６年7月に「長野県子どもを性被害から守るための条例」が可決・成立し、11月から施行されています。

この条例が制定されるまで、長野県では「子どもを性被害から守る専門委員会」の設立をはじめ、３年間にわたり、さまざまな角度から検討をしてきました。私たち長野サークルでは、２００３年ごろからの学校の性教育の後退が性被害増加の大きな要因ではないかと考え、次のような働きかけをおこなってきました。

●公聴会で、長野サークル員3名が、「条例より性教育の充実を」と発言
●県内6か所で開かれた知事とのタウンミーティングに手分けして参加し、発言
●専門委員会の報告書に対するパブリックコメントに発言
●『長野の子ども白書』に、長野サークル員がそれぞれの立場で執筆
●長野県教職員組合主催のシンポジウムで若い会員が性教育実践を報告
●会員の保健師は職場に「性の健康教育ワーキングチーム」をつくり10年活動

長野サークルをはじめ、長野県内で、子どもの教育や人権に関わって活動してきたさまざまな団体がそれぞれの立場から参画したことが実を結びました。長野県では、いわゆる規制型の青少年健全育成条例ではない「子どもを性被害から守るための条例」を生み出すことができたのです。とくに大きな成果は、「人権教育と性教育の充実」が第7、9、10

条にしっかりと位置づいたことです。タウンミーティング、パブリックコメントなどの働きかけが成果を生みました。

## 条例をさらに発展させるために

こうして、「長野県子どもを性被害から守るための条例」ができたのは2016年。それから丸3年がたち、この条例について見直す時期に来ていると思います。見直したい視点として、長野サークルの有志で話し合った結果、次のようなことが挙がってきました。

①条例にある「人権教育と性教育の充実」の内容をより充実させる必要がある
②加害者を罰するだけでなく、再発を防ぐための治療プログラムが必要
③県民運動理事会は、子どもを主人公にした討論をしているか、常に確認
④「子どもはこうあるべき」という無意識の偏見に傾いていないか省みる

### ①人権教育・性教育の充実

現在、子ども期の状況は、やる気を起こさせるためと思われる競争とＩＴの普及からす

ぐ結果が出るため、何ごとも「早く答えろ」など急がされる時代となっています。子どもたちはいつも「眠い」「だるい」「疲れた」と言います。人間本来の成長にとって、大事なものを忘れていないか、立ち止まって考えるときではないでしょうか。このような社会だからこそ、あらゆる面から子ども期の成長を包括的に考えていくことが求められています。

現在、学校でおこなわれている性教育は、時間数が限られ、内容もごく限定的なものです。子どもたちの現状を踏まえ、国際的なガイドラインとも照らし合わせながら、どの子どもも受けることが可能な小・中学校で「人権教育と性教育」を充実させていくことが求められています。

性教育は下半身の教育ではありません。自立・成長していくためのからだの科学であり、からだはプライバシーの原点、人権そのもので、あらゆる人間や生物との共生を考える教育です。たとえばユネスコ「国際セクシュアリティ教育ガイダンス」では、「関係性」「価値・権利・文化・セクシュアリティ」「ジェンダーの理解」「暴力と安全の保持」「健康と幸福のためのスキル」「人間のからだと発達」「セクシュアリティと性の行動」「性と生殖の健康」という8つの枠組みで性教育を捉えています。

子どもたちだけでなく、おとな自身が性教育への理解を深めることが必要です。長野サークルでも補助金を受け、講演会を参加費無料でおこなっています。ぜひ多くの方に性教育を学んでいただきたいと思うからです。

## ②加害者の回復に向けて

県の相談機関である「りんどうハートながの」では、2016年度に70件、2017年度に72件の性暴力の被害者の対応をしています。被害者にとって面識のある人からの加害が87%を占めていました。実態はわかっていませんが、痴漢などの性暴力では常習性が高いと言われています。性被害者の救済のしくみが必要なのは当然のことですが、繰り返しの加害者に対しては、治療が検討されるべきです。

〈川中島の保健室〉を訪ねてきたある性暴力加害者のお話から、私はこのことに気づかされました。

その人からのメールには「発達障害と性依存障害の重複障害を抱えている立場として、繰り返す加害者には、裁判所からの治療命令が加害者を出さないことになり、被害者を出さないことにつながると思います」とありました。こうした当事者からの声も参考に、対策を考えていく必要があると思います。

## ③県民運動は、子どもを主人公に

長野県が「子どもを性被害から守る条例」を作ってこなかったのは、子どもを性被害から守るには、子どもの行動を規制する条例より、県民運動で教育を進めようと考えたからでした。多くの方がボランティアとして、子どもたちを見守ってきてくださいました。しかし県民運動は、常に意識していないとだんだん監視の目に偏っていきます。

例えば、家庭に居場所をもてない子どもは夜の町を徘徊します。見回りのおとなが「早く帰りなさい」と言っても、家庭が安心して過ごせる居場所でない子にとって、家は早く帰れるところではないのです。禁止だけのことばは反発を生みます。子どもの背景にどれだけ迫ったことばがけができるか、むずかしいですが、そこを学ぶことが大切です。

「子どもの権利条約」を日本は1994年に批准しました。今、子どもの人権は守られているでしょうか。その前に「子どもの権利条約」をおとなが目にしているでしょうか。知らない人も多いと思います。〈川中島の保健室〉には条約の骨子を掲げたポスターを掲示してあります。その骨子とは、生きる権利、育つ権利、守られる権利、参加する権利の4つです。目にするところがたくさんあることが必要です。「子どもの権利条約」を学ぶことから始めましょう。

## ④「子どもはこうあるべき」という無意識の偏見

性教育を長年学校で実践してきて思うことは、子どもは性教育を受けると「性」の本質を知り、相談ができるようになるということです。困ったことに出会うと、この人に相談しようと頭に浮かぶのです。

子どもはおとなを小さくしたものではなく、失敗しながら学んでいきます。悪いこともします。納得したことには柔軟な感性を持って行動します。特に発達期に関わる学校では「子ども観」を共有していくことが求められます。「子どもはこうあるべき」というおとなが管理しやすい考えに立っていないか、子どもの何を保護しようとしているのかをしっかり話し合うことが「子ども観」を共有することになります。

ところで、松本市では子どもの権利に関する条例（平成25年3月15日条例第5号）が2013年4月に施行されました。前文6には、「どの子もいろいろなことに挑戦し、たとえ失敗しても再挑戦できるまち。子どもの権利は、子どもが成長するために欠くことのできない大切なものです。日本は、世界の国々と子どもの権利に関して条約を結び、子どもがあらゆる差別を受けることなく、子どもにとって最も良いことは何かを第一に考え、安心して生き、思いや願いが尊重されるなど、子どもにとって大切な権利を保障することを約束しています」とあります。ある校長先生は、この子どもの権利条例を毎年全校講話でお話しするそうです。条例の願いを、教育の場で広めていく、この姿勢に心を打たれました。

「長野県子どもを性被害から守る条例」が性教育の中で語られる条例になるように、条例を見直しながら、子どもを性被害から守っていきたいと思います。

## 性教育は「現場の創意工夫」で！

先にも書いたように、日本の性教育は2000年代に後退してしまいました。そのきっかけとなったのが、2003年の七生養護学校（当時）の事件でした。

七生養護学校は、障害を持ったお子さんたちに自己肯定感を育みたいという願いから「こころとからだの学習」を実践していました。これは自分のからだ・いのちを実感し、人との安心できる関わりを学ぶ豊かな性教育です。学校と保護者が一緒になって進めていました。

ところが東京都議会本会議で「不当な性教育がおこなわれている」と、ある議員が質問。2日後には都議らが都教育委員会（都教委）と産経新聞記者を同行して七生養護学校を視察しました。そして養護教諭を侮辱・恫喝し、保健室に大切に整理保管されていた教材を都教委が持ち去りました。その日、産経新聞は下半身を露わにして床に並べた教材の人形の写真とともに「過激な性教育、まるでアダルトショップのよう」と報道しました。これを受け、文部科学省は「公立の小中学校では性交と外性器を教えてはいけない」という通達を出したのです。

しかし、七生養護学校の教員と保護者31人は東京都・都教委、3人の都議と産経新聞社を相手に、教材の返還や子どもの学ぶ権利の保障、教員・保護者の教育の自由を求めて東京地方裁判所に提訴しました。この裁判は10年を経て、七生養護学校の勝訴となり、都議らと東京都に賠償を命じる判決が確定しました。判決文は、性教育の本来のあり方を示すもので、性教育を進める教員にとって勇気を与えてくれるものでした。

この裁判勝訴を契機に、長野サークルでは、この判決を多くの人々に広めたいから意見書を書こうという声が上がりました。意見書は、長野県知事・長野県教職員組合・地方紙の信濃毎日新聞社に2014年3月10日、提出しました。

### 提出した意見書

（前略）我がサークルは、性教育を子どもの実態に即し授業研究等を長年続けている団体です。最も授業化しづらかった〝性交〟の授業も〝ふれあい〟の観点で、皮膚から子どもたちに伝えようと研究しました。

長野県は条例を置かず、性教育の充実や県民運動に委ねられてきました。ところが十年前、七生養護学校の事件がきっかけで日本中に性教育への不当な支配が当たり前になってしまいました。本県でも、県教委は「性交や外性器を教えるには教職員の合意と保護者、地域の同意が必要」でした。七生養護学校の「こころとからだの学習」裁判で闘い、最高裁では判決通りに勝訴しました。

しかし、これは全ての学校に通達されることなく、ほとんどの学校では、実施してはいけないと捉えています。その判決文では「性教育は創意工夫を重ねながら教授法が発展していく。いったん性教育実践が不適切と否定され、教員に制裁的な扱いがされると教員を萎縮させる。創意工夫もなくなり、性教育の発展が阻害される。学習指導要領は、細目まで拘束力を持つものではなく、現場の創意工夫と広い裁量に委ねられている度合いが大きい」でした。

この判決文を多くの人々にみんなで広めるためにも阿部長野県知事に尽力を要請します。もっと現場の教員が子どもたちの実態に即して創意工夫できるよう自信を持って性教育を発展させたいものです。

長野県内には今、「まちかど保健室」が4か所あります。「子どもを性被害から守る条例」の中に性教育の充実が入ったことから、まちかど保健室を広げる県民運動が展開されています。「子ども食堂」の中にも、退職した養護教諭が入って一緒にまちかど保健室が活動しています。子どもたちへの支援が「食、学習、健康」と多様に実現しています。

まちかど保健室の活動は、学校での性教育に加えて、行政が県民運動のひとつとして期待しています。その結果、学校だけでなく地域から性教育の輪が広がっています。格差や貧困の有無にかかわらず、どの子にも性の学びを通して性に関する学力をつけていくことは大切です。人と人との関わりとして、誰でも気軽に相談でき、地域でつながることができるまちかど保健室は、性のことをちゃんと教えてくれるおとなに出会える場であり、退職した養護教諭が一役を担うことができる取り組みであると思います。

まちかど保健室としての〈川中島の保健室〉は、住宅地の中でわかりにくい場所にあるにもかかわらず1年間に600余人の利用者がいます。これは、人々が気軽に相談することや立ち寄る場所をいかに求めているかを思わせます。来室者の年齢層が3歳から81歳という幅広さからも、このような養護教諭がいる保健室の必要性を感じます。

「保健室」という名前に、なじみやすさがあるのでしょう。行政にも相談窓口はありますが、〈川中島の保健室〉は敷居が低いと言われます。そのため地域で孤立している人の助けになっているのではないでしょうか。病院へ行く手前の初期救済にも役立っていると思います。

相談内容を分類すると、多いほうから順に精神疾患、発達障害、不登校、性の相談と続いています。相談活動の中から、そのままにしておいてはいけない問題が見えてきました。特に発達障害を持つお子さんの対応は学校も家庭もそのむずかしさに悩み、両者が理解できず、苦しい思いをしています。

そこで、養護教諭サークルや医師を交えたケース検討会に相談したところ〝保護者の声を聴く会〟を開催しようという声があがり、保護者が講演者になりました。『長野の子ども白書』にもこのことを投稿すると、地域新聞社から子どもに関する問題で「ご意見を聞かせてください」と取材が入りました。保健室から地域に向かって発信する活動へと発展しています。

まちかど保健室が全国で増えています。今把握しているだけでも東京、長野、名古屋、宮城にあります。この活動は、人々のつながりを回復するひとつの手だてであると確信しました。2019年10月には、各地で増えているまちかど保健室ツアーを実施しました。1度では廻りきれないので、2020年には、東京・宮城・長野市のまちかど保健室ツアーを計画しています。

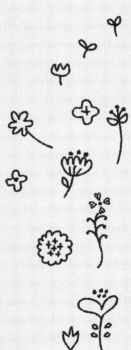

# 5
# 生まれてから死ぬまで
# 性は誰にとっても大切なもの

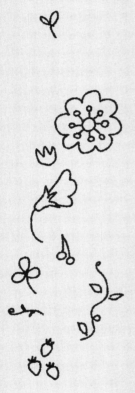

性教育といえば思春期のもの
ほんとうにそうでしょうか

赤ちゃんのときから考えたいこと
親から子へ、伝えたいこと
シニアになっても学びはつづきます

## 性教育はまだ早い？

未就学の子ども・親子の遊び場を運営する公的機関などの子育て応援団体から、性に関する講演依頼が続いてありました。性の学びは生まれたときから必要と考えている私は、これは頼もしいと感じました。ユネスコから出された「国際セクシュアリティ教育ガイダンス」にも、5歳から性教育を始めましょうと書かれています。

このときの講座の内容は、子育ての中に性と生がいっぱい（保健室に寄せられる相談から）、男の子の性が置き去りにされている、子どもの成長に大切なこと、グループワークとしました。

ところが責任者の話では、ママたちに「性教育のいい講演会があるよ」「知っておくことが大事だよ」と声をかけても「家の子はまだ小さいから、性は早いかな？　まだいいです」とひいてしまうと言います。「性と聞くと思春期の問題と思っている人がけっこう多いのです」と残念がっていました。

それでも、参加されたママは講演後「幼稚園年中の女の子ですが、私の胸や性器まで手を入れます。これってどういうことですか？」と率直に質問してくれました。私は、「何かで性行為についての情報に接したのかもしれませんね。いちばん安心できるお母さんのからだに触ってみたのでしょう。そんなときは、『性器を触られたら嫌だよ』と言って、〝プライベートゾーン〟について教えるいいチャンスです」と話しました。

このように、子どもからの問いかけや行動があったとき、お子さんに何とお話しするかが大事なのです。「そんなことをしてはダメ」と言って叱ったら、「からだは触ってはいけないもの」と子どもは思うでしょう。そんなつもりはなくても、「性はいやらしいもの」という意識を伝えたことになります。

からだに触ってくるということは、からだに関心を持ったということです。子どもは、いろいろなことをしながら、おとなの反応を見たりして、からだを知っていきます。おとなが困った顔やあやふやな対応をしていると、子ども心に「性は悪いこと」と思うようになってしまいます。そして、親にはもう言わなくなります。

「自分のからだはどこを触っても、見てもいいよ。自分以外の人のからだには、その人に聞いてから触ろうね」と、子どもに理解できることばで教えていくのがいいでしょう。子どもが興味を持った機会を逃さず、身近なおとなが応えることで、子どもは性を学ぶことができます。

## 『あっ！ そうなんだ！ 性と生』

浅井春夫・安達倭雅子・北山ひと美・中野久恵・星野恵 編著、勝部真規子 絵、エイデル研究所

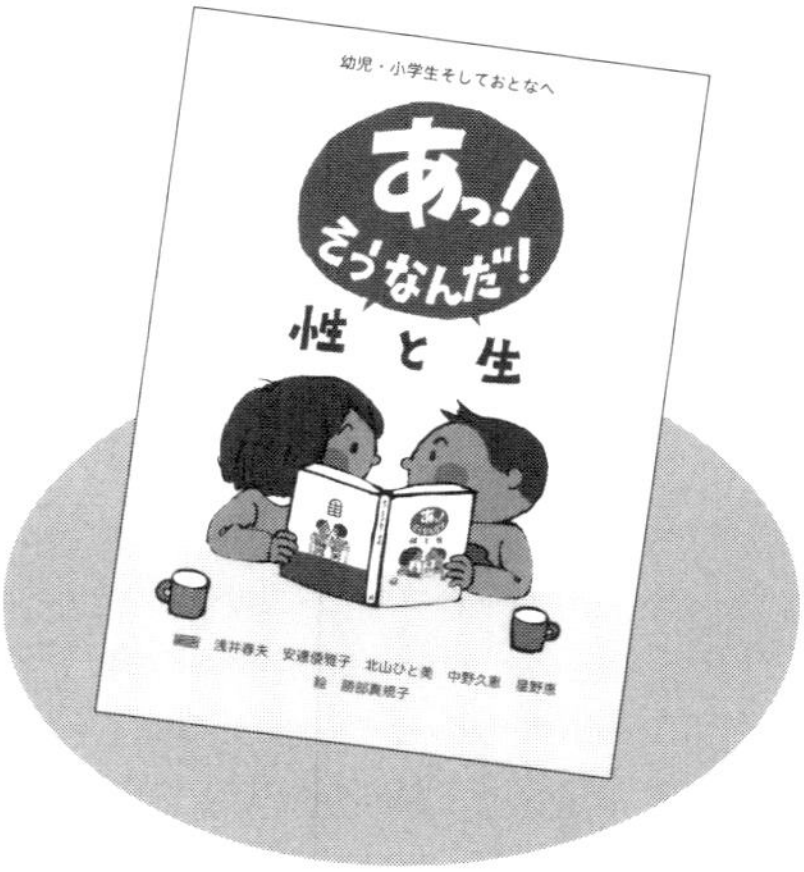


幼児から小学校３年生ぐらいまでの学童向けの、イラストを中心にしたガイドブックです。「男の子は立っておしっこをするけど、女の子はなぜしゃがんでするの？」「いのちってどこにあるの？」「はずかしいことをされたの。わたしがわるかったの？」等の子どもの質問に答える本です。おとな向けの解説編もありますので、多様に使えます。幼児期から「からだの権利」について学ぶための手引きとなっています。

## 『ふたりのはなし』

山本直英 作、和歌山静子 絵、童心社

男と女がなぜ一緒に暮らすのか、夢とロマンを込めて語ります。この話の原典は、ギリシャの哲学者プラトンが書いた「よう宴」です。アンドロギュノスのお話を通して、自分をいとおしむように相手もいとおしみ、男も女も同じように価値があることのメッセージを伝えています。夢と希望とロマンを語られてこそ、子どもたちは未来に向かって生き抜こうと思うのです。

## このほかに 次のものも参考になります。

### 『いいタッチ、わるいタッチ』
### 『あなたはちっともわるくない』
### 『わたしがすき』

安藤由紀 著、
だいじょうぶの絵本シリーズ、岩崎書店

### 『せっくすのえほん』

みずのつきこ 作、やまもとなおひで 監修、
子どもの未来社

### 『おちんちんのえほん』

山本直英著、ポプラ社

# 幼児期におすすめの性の絵本

乳幼児期は愛着関係によって、性の土台をつくるときです。養育者から伝わるふれあいの心地よさを知って、快の感覚を育てましょう。絵本の読み聞かせは有効な手段となります。

幼児期（1～5歳）は、あらゆる方法で「自分のからだ」を発見する時期ですから、からだっていいな！と思えるような絵本がおすすめです。また、日々、自分のからだを探索していて、疑問をおとなに投げかける時期でもあり、おしっこのしかたは男の子と女の子でなぜちがうの？　赤ちゃんはどうやって生まれてきたの？　といのちの成り立ちの質問をしてきます。質問をされたときがチャンスです。「いい本があるよ」と一緒に読むといいでしょう。

## 『ぼくのはなし』

和歌山静子 作、山本直英 監修、童心社

お父さんを亡くし祖父母に育てられている海くんの「ぼくはどこからうまれたの」の質問から始まります。自分の正体を確かめる質問なので、いい加減に答えてはいけません。正確に自信を持って語ると、子どもはすんなりと真面目に聞くものです。ルーツを知ることによって自分の価値に気づきます。性交の図が３枚ありますが、子どもは決して性交だけを気にしません。おとなが「性交」を気にするのは「性」を「生」と見ることができないセックス観の持ち主だからです。

## 『わたしのはなし』

山本直英・和歌山静子 作、童心社

愛ちゃんの登場です。「私の心とからだはこの地球上でたったひとつ」のものであることがわかります。子どもを誘惑する犯罪から守るプライベートゾーンを教えています。愛ちゃんはたくさんの大切な人の中で生きていくことを伝えています。

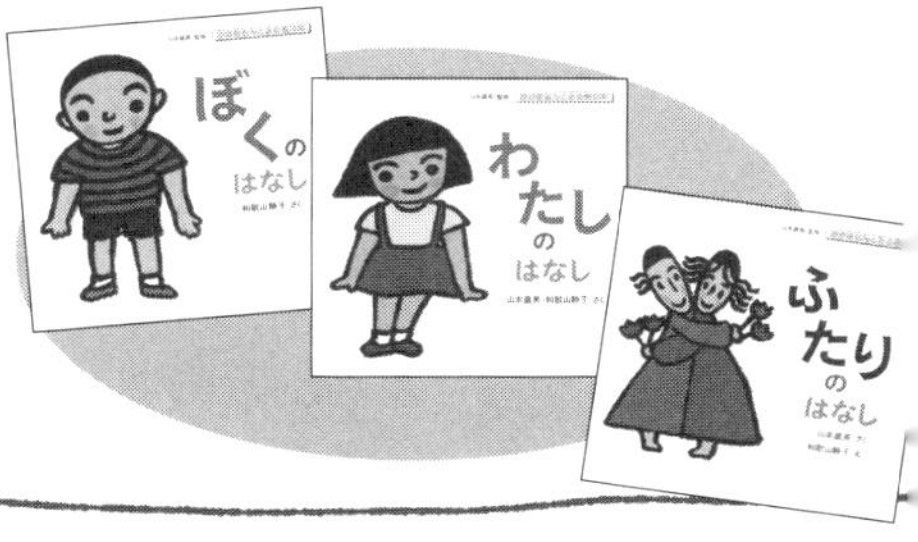

## 親子に「子宮の中の主人公」

長野市内にある総合市民センターでボランティア活動見本市が開催されました。私は、赤ちゃん人形と生まれる寸前の子宮の模型を持って、立ち寄ってくれた方々に「子宮の中の主人公」という性教育をしました。

赤ちゃんは、かわいいものです。放っとかれたら死んでしまうからかわいくなっているのです。この見本市でも〝赤ちゃん人形〟が大人気でした。この人形は、娘が生まれたときの大きさに合わせて私の両親に依頼して作ってもらったもので、身長50センチメートル、体重２９００グラムです。

ある親子が、「わあ、かわいい！」と近寄ってきました。「抱いていいですよ」と誘うと、お母さんが「こんなに重かったかしら」と、子どもさんの赤ちゃんの頃の話を始めました。とても上手に抱っこする6年生の女の子もいました。「妹をよく抱っこしています」と話してくれました。子守体験は機会があったらぜひやらせてみることですね。

そしていよいよ、性教育「子宮の中の主人公」のはじまり、はじまりです。５人の親子がそばに来たので始めました。

まず、赤ちゃん人形の洋服を「赤ちゃん、勉強するから服を脱ぐよ、よろしくね」と、人形に了解を得て、そっと脱がします。そこには長さ50センチメートルのへその緒と、その先に胎盤が付いています。「これ、なんだろう」と聞くと「へその緒」と、子どもたちが答えます。「じゃあ、へその緒って何のためにあるの」「……」

「赤ちゃんは、お母さんのおなかの中にいるときは〝胎児〟って言います。胎児は、まだ口で食べ物が食べられないから、お母さんから栄養をもらうの。栄養って血液だよ。へその緒の中には、血液が流れています。

では問題。へその緒の中を流れている血液は、お母さんの血かな？　それとも胎児の血かな？」

子どもたちは、口々に「お母さんの血」と答えました。

「もしお母さんの血だとしたら、お母さんから生まれた子はみんなお母さんと同じ血液型のはずだね。でも違う子どもがいるでしょ」と言うと、「え、胎児の血なの？」と真剣顔です。

「そうです。お母さんの血液を胎盤に大量にふきつけて、栄養分だけが胎盤を通してへその緒の中を流れている胎児の血液に溶け込むんだよ。うまくできているでしょ。へその緒も、胎児が作ります」

子どももお母さんも、私の顔をのぞき込むように聞いていました。

生れる寸前の子宮の模型をおもむろに出します。身体の中は見えないから、教材を作りました。「これは、生まれる寸前の子宮の模型です。こちらが、ふだんの子宮の大きさです。こんなに大きくなるのです」

これには、おとなからも驚きの声があがります。女性のからだってとてもよくできていて、子宮はこんなに伸び縮みができるのですね。優れものです。女の子たちは男の子たちの顔を見て誇らしげな顔になっていました。

こんな機会を通して、興味を持ってくれた方々に性教育をするのも〈川中島の保健室〉の活動です。

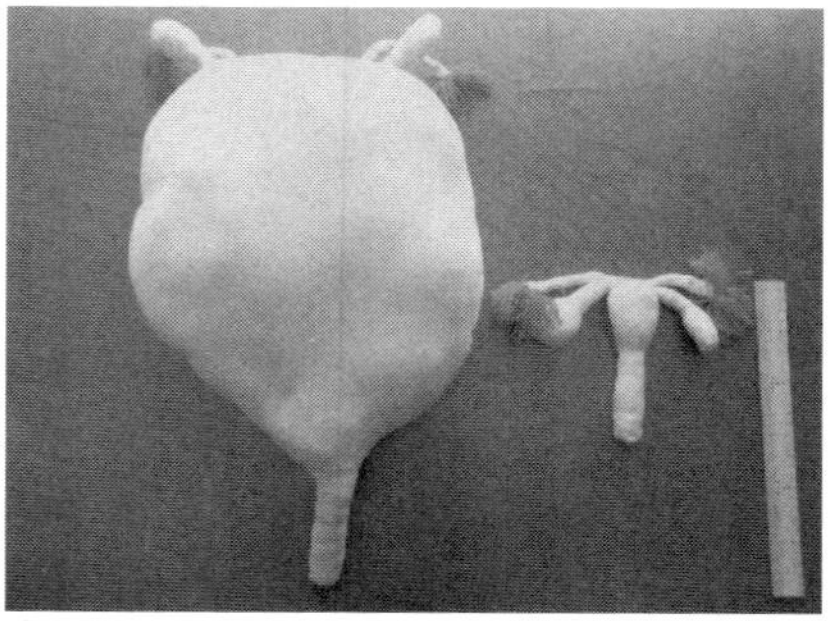

生まれる前の子宮の模型(左)とふだんの子宮

## ゆれる思春期、受験と「性」

中学生は、児童期から青年期へ移行する「思春期」にあたります。二次性徴が始まり、「生まれた自分」から、命を「産み出す可能性のある自分」へとからだが変化している時期なのです。そのために心身共に不安定なときでもあります。中学生になって抱える大きな問題は「受験」と「性」です。

あるとき、こんな相談が入りました。中学3年生男子のお母さんからです。

「息子はエッチな週刊誌や漫画を部屋に持ち込み、アプリを使い、性的な言葉を検索しています。成績が下がってしまい、寝るときもスマホを離しません。漫画をこっそり見てその描写にびっくり。雑誌を捨てても捨てても、持ってきます。高校受験もあり、興味本位で見ているのが怖いです」

中学3年生になって性への関心が強まって、成績が下がってしまったことは、心配ですね。受験期はストレスも多く、自分に打ち勝たねばと強い心を持って振り払うことが大切と思いがちですが、性に興味を持つことは当たり前です。「捨てても捨てても雑誌を持ってくるのですから、彼の心に許可なく入るのはやめましょう。しっかり見守ったらいいかがでしょう」と話しました。

性的満足感を得るための自慰も始まっていることと思います。こんなことをしていていいのかと悩んだり、自分の学力を考えたり、友だちから受け入れてもらっているかを敏感に感じたりするときでもあります。

中学生とは、心の揺れ動きが非常に大きくなり、この揺れ動きが、自分を見つめる力となり、「自分らしさ」を見つけることにつながります。とても大事な時期なのです。叱責するより、「自分らしさを見つけるときだから、しっかり自分と向き合えばいい」と言ってあげたいものです。受験勉強のことも頭にあるはずです。心ゆくまで自慰ができれば、自分の心をコントロールして、受験に向かうことでしょう。

「性と生」の課題に直面する思春期とは、自分自身への理解を深め、自分と他者のからだと心を大事にすることを学ぶ時期です。「そういう時期だよ」と教えてくれるおとなが必要です。もし学校で、みんなと一緒に「性と生」の課題を学ぶことができれば、自分だけじゃないんだと安心し、今すべきことは何かと自分で決めていくことができるでしょう。

思春期は、大きな力が出るときでもあります。

在職中に出会ったある男子の例です。それまで、授業中にしょっちゅう保健室に来ては、気楽に過ごしていました。中学3年生になった4月、「高校へ行きたい。5時間の睡眠で頑張る」と決意して、猛勉強を始めたのです。休み時間に保健室の入り口で「先生、オレに正露丸をくれ」と叫びます。私は、その気持ちを大事にしたいと水と正露丸を運びました。彼は走るように教室へと帰っていきました。こんなことが何回続いたことでしょう。1年間最後まで頑張り、希望していた高校へ見事に合格しました。私はこのとき、やる気になることがこんなにも大きな力を出すんだ！　思春期ってものすごい力が出るものだと知りました。

## 豊かに生きるエッセンス～老年期の性と生

「60代以降の夫婦に対して、よい関係を作るにはどうしたらよいでしょう。夫はもういらないという夫婦もいます。そんなお話をしていただけませんか？」という講演依頼が入りました。これもとても大切な性の学びです。

講演会の当日、最初に3つのことを問いかけました。

- 「性」と聞いたときあなたは、どんなことを考えますか？
- 「性」のことをさわやかに学ぶ本を持っていますか？
- さりげなく性のことを相談できる人が、あなたのそばにいますか？

参加された方々は、じっと自分のことを思い浮かべた様子で、首を横にふっています。性のことを学ぶ本は手元にない様子です。さりげなく性のことを相談できる人も思い当たらないお顔でした。60代、70代以上のおとなは、学校教育の中でほとんど性教育なるものを受けていません。女子に月経があることと、その処置のしかたを教えてもらっているだけです。

人は一生ふれあって生きていることを、ここでも30枚ほどのふれあい写真で学びます。0歳から100歳までの人生テープの上に参加者1人に1枚ずつ写真を渡し、このくらいの年齢の時かな?というところへ置いていただきました。人生テープは、10メートルほどの帯状のものです。排卵には始まりと終わりがあること、射精の時期は、思春期から一生続くことを、お話ししました。

排卵が終わる頃からの夫婦生活について、いかにコミュニケーションを取り、よい関係を作っていくかがカギになります。「父」と「母」を生きることはできたとしても、子育てを終えて、「男」と「女」を生きることはむずかしくて苦手なのです。

かつては、子育てを終えたころ、そのまま寿命となり人生が終わっていました。ところが寿命が延びた現代は、子育て後の人生が長くなりました。生きる寂しさをお互いに癒やし合い、喜びを分かち合うこと、人間が人間として困難を乗り越えて生きてきたことの中に、その大きな原動力であったのが「性」なのです。「性と生」を人間らしく、たった一回の人生を楽しく生きていくために、「性」を下半身の問題、本能の問題ではなくて、文化や生き方の問題として考えたいものです。

人間の性は、放っておいて自然にうまくいくのもではありません。学び合って、伝え合って、わかり合って初めて関係はうまく育っていくのです。その糸口が作れることが大切です。人は一人ひとりいろいろな不安や喜び、いたみ、願望などを抱いています。黙っていたらわかり合えないのです。以心伝心はありません。語り合うことでお互いの気持ちがわかり、そういう家族の中で子どもは育ちます。自分も高まっていくのです。

親子の関係もそれぞれ、一人で過ごす人もいる、老年期をどう生きていくのか、豊かに生きるエッセンスを一緒に考えていきましょうと伝えました。

講演会の後半は、5枚のカードを用意し、2人組になってカードゲームをおこないました。

カードには次の5つの指示が書かれています。

- 腕を組む
- 相手の肩を優しくなでる
- 相手の頭をなでる
- 相手の名前を聞き、何と呼んでほしいかを聞いて呼ぶ
- 相手の右の頬にさわる

この5枚のカードを、裏返しておきます。ゲームの留意点は次の3つです。

- 出た目で示された行為を、相手にしていいか聞いてから、OKだったら心を込

めておこなう

●出た目で示された行為をやりたくない、されたくない場合は、はっきり「NO」と言う

●無理したり、我慢してやろうとしない

まず、みんなで練習として「握手する」をやってみました。「NO」と言ってみる練習もしました。その後、「さあ、何が出るかな　何が出るかな　カードゲーム　めくってみよう！」と歌いながら、一人の方にカードを選んでめくってもらいました。

こうして、5つの行為を二人組になってお互いにおこないました。みなさん、なんと楽しそうにするのでしょう。実はこのゲームを取り入れたのは、夫婦間でこの作業がとても大切なことであると伝えたかったからです。人はなぜ性に近づくのでしょう。ふれあう心地よさ、肌をふれあうことによる安心感や一体感、ぬくもり、快感を味わいたい心が「性」に近づくいちばんの原動力となるからです。

最後に、二組のすてきな夫婦のことをお話ししました。

関西方面のある夫婦は、20代で結婚し毎年12月31日の晩に、翌年も夫婦の関係を続けていくかどうか二人で話し合うそうです。共働きのこともあり、関係を続けるにあたって、双方で都合のよくない点も出し合ったのです。結婚した当初は、食事は妻のみが用意して

いたのですが、翌年から妻が「三食を分担しよう」と提案し、実行していったそうです。もう一組の夫婦は、夫は仕事柄、一切家庭のことができずに定年を迎えました。定年を機に夫が主夫をやることに決まったといいます。妻が夫に、まず魚のおろし方を教えたところ、夫は、包丁さばきの巧妙さに目覚め、料理の腕をどんどん上げ、今ではケーキまで自分で作るそうです。孫たちは、お料理についてはジージにリクエスト。バーバは、食後の食器洗い専門です。妻は退職後もさまざまな活動に忙しいけれど、その準備を思い切りおこなうことができると、二人は、それぞれ優雅な生活を送っています。

最後に「悲しいこと　うれしいこと」（山崎房一）という詩を朗読しました。

## 気持ちをことばにして

ある年齢の差カップルが相談に来ました。二人は子どもを持たなくてもいいという選択でした。二人の関係をよくしていきたいけれど、なかなか上手くいかないという相談でした。恋愛中は相手の気持ちをかなり重要視しますので、いい関係が保てますが、住まいを共にし慣れ親しんでくると、相手への要求が強くなってきます。

お話を聞いていてコミュニケーション不足かなと思いました。人はそれぞれなのに、男はこういうもの女はこういうものと思いがちです。人はそれぞれの個性を持っていて、みんな違います。詳しくていねいに語り合わないと、お互いの気持ちはわからないと話しました。二人で話し合うことは、なかなかむずかしいものです。そこで、私のいるところで一人ずつ自分の思いを語ってもらったのです。

夫は、妻を満たしてあげたい気持ちはたくさんあるのにからだがそのように動いてくれないので、焦っています。泌尿器科へ通いながら薬を処方してもらっています。その状況を妻に話しました。妻は性行為そのものより、夫の気持ちを求めていることを初めて語りました。ことばにして話せればしめたものです。例えばここをこのくらいの強さでふれてほしいと言い合えばいいと助言しました。二人は「お互いの意識の違いを明らかにしてもらって、今後の道を探ることができました」と言って帰っていきました。

快、生殖、ふれあいと、性にはさまざまな側面があります。まず自分自身のからだを知ること、そして人間関係にはコミュニケーションが必要です。しかし多くの人は自分自身を見つめていなかったり、日々の生活の中で知らず知らずのうちに要求の押し付けや我慢をしてコミュニケーションが不足していることなどがあります。

昔に比べて平均寿命が延び子産みの数がへったので、生殖ではない性、コミュニケーションを深める性、楽しみの性の時間が長くなりました。子どもも家を出て新しく世帯を作ることによって家族という意味が大きく変わっています。ライフスタイルの変化によって人生のあり方、質の変革を迫られています。

## 自分らしく生きる

心とからだの性が一致していない50代の性別不合の方が相談に来ました（2019年5月のWHO総会で、「国際疾病分類」改訂が承認され、「性同一性障害」という名称は「性別不合」になりました）。この方は、結婚して子どもさんもいます。からだは男性で心は女性と言われました。保健センターから依頼があり、〈川中島の保健室〉へつながりました。

この方はホルモン治療も受けたいと思っています。「残り少ない人生を自分らしく生きたいですね」と私が言うと、笑顔でうなずきました。「自分のことを話して受け止めてくれる人と話したい」ということから、県内に、手術をして結婚もされカミングアウトしている方がいることを紹介し、会ってお話しする場を提供しました。数日後二人でお話しをして、「心強く生きていける」と笑顔で帰っていきました。

ジェンダーアイデンティティの不合は、これまであまり表立っては言われてきませんでしたが、カミングアウトする人が少しずつ出てきて、少し話題にしやすくなりつつあるのでしょう。長野でもカミングアウトした方がいます。しかし、田舎ほど言いにくい状況はあります。

私の書棚には、長年買い集めてきた性に関する本がたくさんあります。それを、転勤するたびに学校の保健室の書棚に並べて、生徒たちにも自由に読んでもらっていました。そのことから、どの学校でもセクシュアルマイノリティの生徒さんは、保健室に来て相談していました。

『ルポ保健室』（朝日新書）の著者の秋山千佳さんは、私が〈川中島の保健室〉を始めた頃、新聞記者として取材に来て、私が中学に勤めていた頃に出会ったある元生徒に会いたいと希望されました。しかし、その生徒にはまだその準備ができていませんでした。数年後、フリーライターになられた秋山さんが再び〈川中島の保健室〉を訪れたとき、その面談が実現しました。社会人になった元生徒の寺田さんが応じたのです。この経緯と取材内容が綴られた『ルポ保健室』を拝見して初めて、私は寺田さんの苦しかった中学時代のことを知りました。教室でのいじめ、自殺も考えていました。養護教諭として、生徒、教職員にセクシュアルマイノリティの苦悩を理解する学習の機会を作れていませんでした。そのために、寺田さんをはじめ、皆さんに悲しい思いをさせてしまいました。

その後、長野サークルの仲間から、『お母さん お父さんなぜいるの?』（大島清著、偕成社）の本を紹介され、授業案を考えていきました。マイノリティの人の苦悩は、本来あってはならないものです。生まれたときから男・女と二分化する社会自体が間違っているからです。どの人も男性ホルモンと女性ホルモンを持っており、そのバランスや環境その他によってその人らしさができ、それが個性なのですから。性は本来いろいろで、すべての人が性を織りなす一人だからです。シスジェンダー（心とからだの性が一致している人）、ア・セクシュアル（恋愛感情を抱かない人）などを総合して「SO《ソ》GI《ジ》」（性的指向・性自認）という表現も使われ始めています。

オーストリアやニュージーランド、カナダ、マルタ、インド、ドイツでは、男でも女でもない、第三の性を認めています。

## 性の分化の過程

赤ちゃんが生まれると、まず外性器で男女を判断しますが、性器はどのような過程で分化するのでしょうか。

性別は、X染色体を持つ精子とY染色体を持つ精子のどちらが卵子（X染色体）と結合するかによって決まります。受精後、そのY染色体上に精巣決定遺伝子SRYがあるかということが性別を分ける重要な決め手だということがわかってきました。

① SRYから指令が出ると精巣が作られてに男性になり、SRYがないと卵巣が作られて女性になります。ところが希に性染色体がXXであってもSRYを持っているケース（XX男性）や、染色体がXYであってもSRYがないケース（XY女性）が生まれることがあります。
② 精巣・卵巣からホルモンが出て内性器の性分化が起こります。（受精後8～12週頃）
③ 16週頃～外性器ができます。
④ 8～24週頃、脳ができます。

性器やからだの性分化と脳の性分化は無関係です。ホルモン分泌の状況によっては男の新生児であっても女化した脳を持つ可能性もあり、その逆もあります。生後4年間の育て方によっても脳の性分化が影響を受け、8歳頃に性の自己認識が固定されるといわれています。

性はLGBTにかぎらず、さまざまなパターンがあることがわかるでしょう。外見やふるまい、からだ、心、好きな人の性別などから、性はいろいろなのです。このことから、心とからだが一致している「シスジェンダー」も含めて、すべてを総称して「SOGI=Sexual Orientation and Gender Identity（性的指向と性自認）」（ソジ）と言おうという動きがあります。

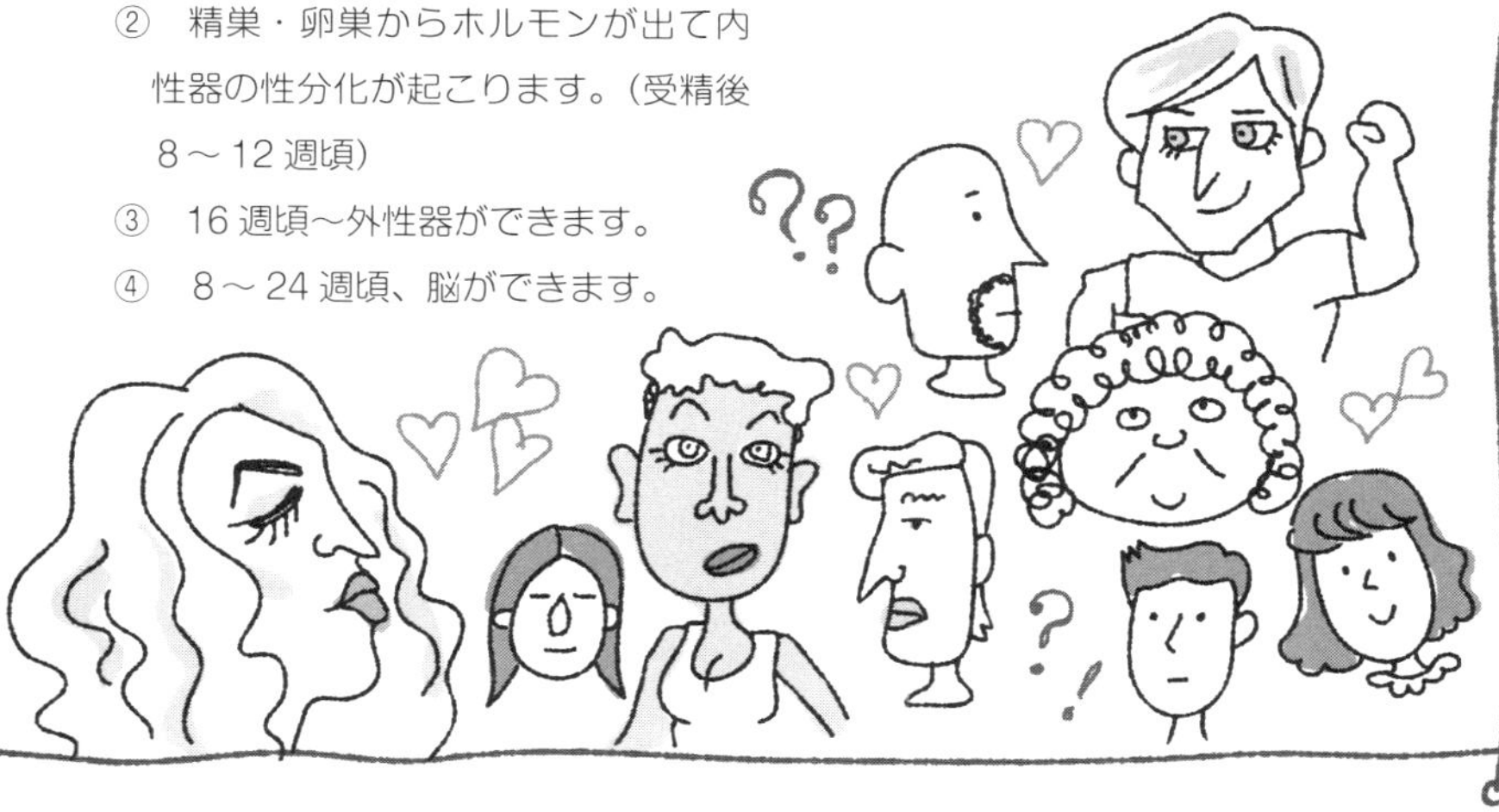

# LGBTって、SOGIって？

## 性はいろいろ

「性」というと男と女のこと。「性別」といえば疑うことなく男か女。その男と女は、別々のもの、生理も心理も、もちろん性器もまったく違う別々のものと考えられてきました。しかし今日、科学の発展とともに、根本的に問い直されるようになりました。

## LGBTとは

レズビアン、ゲイ、バイセクシュアル、トランスジェンダーの頭文字をとった、性的少数者を表す総称です。ある調査によると人口の5～7％（電通総研2015年）、13～20人に1人が性的少数者だといいます。日本の名字で多い「佐藤」「鈴木」「高橋」「田中」さんは、合計で600万人ですが、LGBTの推定人口は、その数に匹敵するというわけです。それほど身近な存在のはずですが、実感はありますか。性的少数者の方が、偏見や差別を恐れて自分がLGBTであることを隠している状況なのです。

**SOGIを学んだ中学1年生は**

- SOGIと言うことに賛成します。トランスジェンダーの人が差別を受けることがあるし、その人もつらいので。性を大切にしましょう。LGBTの方も同じです。感じ方にもいろいろあると思う。女子だけど、男子のような趣味があるのだとか確かにあるし、逆もある。
- 元々男にも女にもなれる状態があるということが特に印象に残った。これまでぼくは、LGBTは「変だな」とか偏見を少し持っていたが、今日のお話を聞いて、性が決まる過程において少し他の人と違うことがあっただけだから、全く変わりがないと思った。男と女の2つだけではないと学べた。
- ありのままの自分であるということは、人権です。一人でも多くの人が、LGBTであることを隠さず、ストレスなく生活できる時代になることを願っています。

# 6 青年たち、相談のその後
## ——つながりを求めて輝く

自分らしく生きたいと願い
ゆれ動き、葛藤する子どもたち
一人ひとり、自分のペースでおとなになる

まちかど保健室だから
長い目で、ゆっくり伴走できます

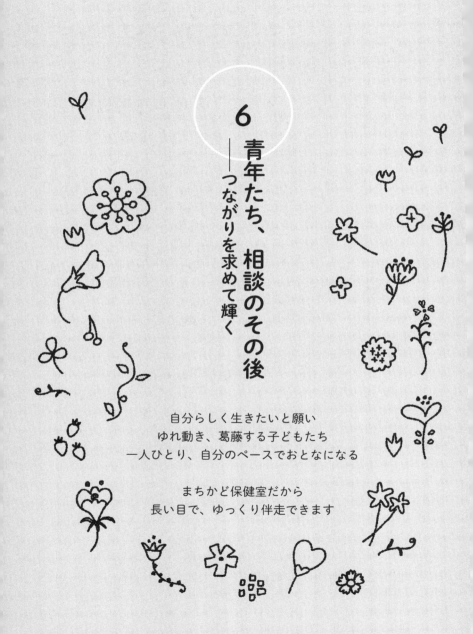

## 高校中退後、ビーズ作りから介護士へ

好子さんは高校を中退して、毎週水曜日に〈川中島の保健室〉へ来ていました。ビーズ作家になると言っていましたが、3か月もするとやはり高校へ行くと決め、勉強を始めました。発達障害を持っているため、仲間作りがうまくできません。人数の少ない定時制高校を選び、初めて級友といい関係で学びあうことができました。担任の先生の支えが大きかったと思います。

大学に進み今度は親元を離れ、大勢の中で友だち作りに苦しみながらも、その度〈川中島の保健室〉に電話をかけてきて、私と話すことで苦しみを乗り越えていきました。介護士が自分に合っていると職業を決め、卒業後、介護施設に勤めましたが、仕事が手早くできないことから、うつ状態となり3か月休職しました。復帰後、懸命な努力で利用者さんの気持ちが第一と考える介護を追求しながら、自分を信じて、今生きています。好子さんが「利用者さんのオシッコやうんちが汚いとは思わない」と言ったことばが印象的でした。

次のページにあるのは、看取りを経験した好子さんの手記です。これを読んで、私はこの9年間好子さんと一緒に歩んできたことを思い出します。認知症になった私の母にどう

接したらいいかを教えてくれたのも好子さんでした。好子さんは、利用者さんの手を取って優しくなでながら「この手は、たくさんのことを成し遂げてきた手ですね」と語るというのです。私も母の手を取ってさすりながら、「私たち3人の子どもを育ててくれてありがとう」と呟いたところ、認知症の母が、「章子さん」「章子さん」と言ってくれるようになったのです。

### さよならは、みんなで笑い合って

昨日、仕事中に私の職場のご利用者様が亡くなりました。仕事をしていたら「呼吸が止まった」という報告をもらい、ご利用者様のところへ行くと安らかに休まれていました。亡くなる日が近づき、看取りの経験がない私は、いつこの瞬間が来るのかと怖くて仕事に行くのが最近いやでした。介護士になって5年目。いつか訪れるご利用者様の「死」という瞬間に立ち会うのを、何時も避けていました。今回ここまで看取りを経験することはありませんでした。昨日は研修生が来ており、そのうちの一人が「エンゼルケア（死後の処置。場合により化粧などを含むこともある）を経験させてください」と言ったのを聞いて、それなら私も勉強のため経験したいと思いました。

所長を中心にエンゼルケアが始まり、所長がご利用者様の思い出話をにこやかに語り、からだを拭き始めて、ご利用者様の最期を明るく、そして楽しい思い出話で締めくくりました。こんなにアットホームで温かい最期のお手伝いをしたとき、死に対する「怖さ」より、「感謝の気持ち」であふれました。ずっと抱いていた「怖さ」は一瞬も感じることもなく、この時に立ち会えた「幸せ」そして、よりいっそう介護の仕事をしていてよかったと感じました。やりがいと、また仕事を頑張りたいと思えました。所長の下で働けたから、こうやって温かい気持ちになれたのかもしれません。ご利用者様、たくさんの思い出をありがとうございました。

## きっといつか私にできることがあるはず

次の文章は、高校1年生のときから〈川中島の保健室〉に来るようになったアヤカさんが書いてくれた手記です。

白澤先生は何時も前を向いています。人のできること・できないことを受け止め自分がしてあげられることを考え、最善を尽くしてくれます。〝誰〟というわけではなく、自分を頼って来た人がいたら、しっかり耳を傾けてその場面に見合った決断をしているように思えます。本来人はそういうものなのではないでしょうか。

私は14歳の時、精神面で体調を崩し不登校になったり、病院に通ったりしていました。〝学校になじめなかった理由〟というと、簡潔に表現するのは今でもむずかしくてできないのですが、1秒後、1日後、数年後の未来にほんのわずかな希望もありませんでした。どういう原因、理由にしても「体調が悪い」というのは辛いものなのに、気持ちの部分が絡んでくると、それをなかなか受け入れてもらえない世の中を感じました。気持ちは見えないものです。だから適当に扱うべきものではなく、目をこらしてよく見ないといけないと思うのです。

17歳の時、色彩検定というものを知り、白澤先生と一緒に〈川中島の保健室〉で勉強して、3級2級とも合格することができました。当時の私にとって〝色〟というものは「文字や数学」と「感覚、状況」の真ん中にありました。同級生が高校を卒業するのと一緒に高校認定試験を取りたかったのですが〝紙〟と〝そこに書いてある文字〟の境目がわからなかったり、じっと座っていられなかった私に高校認定試験勉強はハードルが高く、かといって諦められなかったので、何か取りかかれるきっかけになるものはないかと探したところ、ちょうどいい位置で見つけたものでした。

その後、高校認定試験も合格できて、結果としては望んでいたとおりになりました。私にとって高校認定試験と色彩検定は、セットだったように思います。そして、結果というものは、スタートから流れてきて到着するものというプロセスが、ぐちゃぐちゃしていた頭の中で、1本の道として完成していったことが、いちばんの収穫だったと思います。

今の私もあの頃と同様、文字や形、現実、想像、感覚等がバラバラの位置にあります。車の免許、保育士の資格も取得しました。街を歩いている人たちに混ざっていれば、特に目立つものはないかもしれませんが、いつも、どちらの足を先に出せば歩けるのか、平仮名の看板に何が書いてあるのかなど、細心の注意を払って確認しています。とても疲れるし、辛いときも多くあります。

でも、そういうときは、自分が自分であることを同時に確認します。私のできること、今やるべきことは何か、前を見て、私は私自身であり、この先もきっと何かできることがあるはずだと。いつか私のように自分が誰なのか、どこにいるのか把握できない人に居場所をつくってあげたいです。それは、〈川中島の保健室〉とは違うかもしれません。形のないものかもしれません。でも自分が進む方向が見えるということ以上に心強く、人として大切なことは他にないんじゃないのかなと今は思うのです。

アヤカ

高校1年の5月から登校できなくなったアヤカさんは、小学校のときの養護教諭にすすめられて、毎週金曜日に〈川中島の保健室〉へ通うようになりました。通い始めたころは不安定で、トイレへ何回行ったことでしょう。アヤカさんは「大勢人がいると不安。かといって誰もいないのも不安。話を聞いてくれると落ち着く」と言い、とても調子の悪い日は、「自分を否定する声が聞こえてきて何もできない自分を感じる」と言いました。そんなときは、枕を持ってきて一緒にお昼寝をしました。

こうして彼女に寄り添ううちに、中学のときの苦しみを言葉にして語れるようになりました。「できないことでも、頑張れば何でもできるという先生がいたけど、頑張ってもできないこともある。みんな個性が違うのに。これ以上がまんしていると自分が壊れちゃうと思った」と言いました。

少しずつ安心感を取り戻すなかで、アヤカさんは願いを込めた手紙を書いてきました。アヤカさんは我慢にがまんを重ねて小・中学校の9年間を過ごし、ついに「自分が壊れちゃう」と思い、不登校を選んだのでしょう。この手紙はおとなたちに向かって「子ども表面しか見せていない子どもの心の中をおとなたちはどれだけ知っているだろうか？　まわりに出さないのではなく、出せないのだ。だから悟ってほしい。会話から「この子の空気はまわりと何か違う」その微妙な差を感じてほしい。そのために、話しかけることばやふだんの態度全部に細心の注意を払ってほしい。「どうしたの」そのひと言から何かが変わるかもしれない。ぶっきらぼうな言い方や、自分のことばは正しいという概念を取り払ってほしい。

たちの気持ちをもっとていねいに考えながら見て」「理解してよ」と訴えています。私も深く考えさせられました。

アヤカさんは不登校の間にも何かやりたいと探し続け、来室して2か月後の4月、色彩検定を受けたいと思うようになりました。通信教育は自分のペースで勉強できるし、止めることも可能です。資格が取れれば就職にも有利になると考え、1日2ページずつ勉強しました。〈川中島の保健室〉でも、来室したときには2時間の中でテキストを読み、要点をノートに書き写し、2ページのノルマを消化していきました。合格すれば資格証がもらえると想像すると、勉強に拍車がかかりました。3級と2級のテキストをコツコツと進め、5か月かけて全部終了しました。

大勢の人がいるところは苦手です。しかし、試験は大勢の中で受けなければなりません。自分で交渉して、試験のときは席をいちばん後ろにしてもらいました。そして見事に2級と3級に合格したのです。「見つけたときこれだ！と思った」と、色彩検定を見つけた半年前のことをキラキラした目で語りました。高校へも通うようになり、担任から「アヤカさんにぴったりの専門学校があるよ。そのためには高校卒業しないとね。高等学校卒業程度認定試験を受ければいいよ」と教えられます。

一歩踏み出せるようになると自信がついてきました。今アヤカさんは、25歳になりました。保育士免許も取得し、体調のいいときには毛糸や布を使って小物入れやビーズ作品、アニメ作品などを作成し、自分のペースで取り組んでいます。

アヤカさんはお友だちから相談を受けると、〈川中島の保健室〉を紹介してくれるなど、今もことあるごとに、立ち寄っては話していきます。

## 不登校から8年、しげるさんの歩み

### ●初めてお母さんが来室した日の話

〈川中島の保健室〉へお母さんが初めて相談に来たのは、しげるさんが小学校3年生の9

月下旬のことでした。

6月下旬より気持ちが悪くて給食が食べられず、苦しくて過呼吸になりました。朝になると「学校に行かれない」とお母さんに訴え、トイレにこもって泣いていました。少し前に友だちと公園へ遊びに行ったとき吐いてしまい、友だちに迷惑をかけたと切ながりました。お母さんは甘やかせてはいけないと思い、1学期中、自動車に乗せ無理矢理学校へ連れていきました。担任から、「しげるさんは学校へ来ると元気に楽しくしている」と報告を受けたので、これでいいと思っていました。

夏休み前から、給食時は保健室で食べたらと弁当を持たせましたが、「こういうことをしたら困ります」と養護教諭に言われてしまいました。

8月になって病院を受診する朝、しげるさんは外へ出ることをいやがりました。なんとかだましだまし連れていきましたが、自動車から降りません。時間をかけて受診すると、「不安障害」と診断されました。不安を取り除く薬をいただき、「先のことは考えないようにしてください」と医師からの注意がありました。

夏休みは終わりましたが、2学期がはじまるとしげるさんは学校に行けなくなりました。毎日、連絡帳で家での様子を伝え、担任の先生からも学校の様子が綴られてきました。友だちも毎日生活ノートに一言ずつ書いてくれ、しげるさんも読んでいました。お母さんはうつ状態になり、何もできず、しばらくしげるさんと2人で実家へ行きました。

9月の下旬、しげるさんとお母さんは夕方誰もいない小学校の校庭へ行き、キャッチボールやサッカーをしました。それを見つけた教頭先生が、しげるさんとキャッチボールの相手をしてくれました。教頭先生は「私が空いている時間はいつでも声をかけてください」と言ってくれたそうです。

## 甘やかすと甘えさせる

「息子は姉とずいぶん年が離れているので、甘やかせて育ててしまった」とお母さんは話してくれました。

「3か月でここまでになってすごいですね。けがをして血が出れば、これは大変とすぐ手当てをしますが、心の病はわかりにくいですね。実は『甘やかす』のと『甘えさせる』のは違うのです。今は不安のため学校に行かれないのだから、甘えさせて、ゆっくり意欲が出てくるのを待ちましょう。勉強の遅れはすぐに挽回できますよ」

私はこのように話しました。

お母さんは、そのときのことを記録につけていました。あとから拝見させていただいた記録には、息子との接し方について、「甘えることと甘やかすことは違うと聞き、甘えてもいいんだ、私もご飯の支度ができないときがあった。無理にやらせて可愛そうだったな。おかげで学校へ行かせなければという焦りもなくなった。今をそのまま受け入れて、このままでもいいんだと思えるようになった」と記してありました。

## ●行けるときに行けばいい

2月になってお母さんが「この頃のことを伝えたくて来ました」と来室しました。

「2時休み（2時間目と3時間目の間の休み時間）に自分から学校へ行き、休み時間が終わると帰ってくるようになりました。ランドセルは持っていかず、いつでも帰れるように手提げで行っています。『3時間目の授業に出た』と言って2時休みが終わっても帰ってこないときがあります。給食を食べてくるときもあって、前のような親子関係になってうれしいです。〈川中島の保健室〉は、私自身のよりどころになっています。ここの存在に助けられました。今日はできるようになったことを話したいです」と立て続けに笑顔で話されました。

「初めて電話をしたとき、白澤さんの明るい声に涙が出て、声を聞いただけで元気が出ました。ほっとしました」と言ってくださいました。「ここまで、担任、医師、祖母、川中島の保健室、私の5人でやってきました」まだ完全ではありませんが、お母さんはしげるさんをしっかり見ています。素晴らしいお母さんだと思いました。行けるときに行けばいいということの意味をしっかり理解したから、お母さんは安心感を抱いたのだと思われます。

数日後、しげるさんとお母さんが来室しました。しげるさんは、船を作ったと持ってきました。工作が大好きなのです。

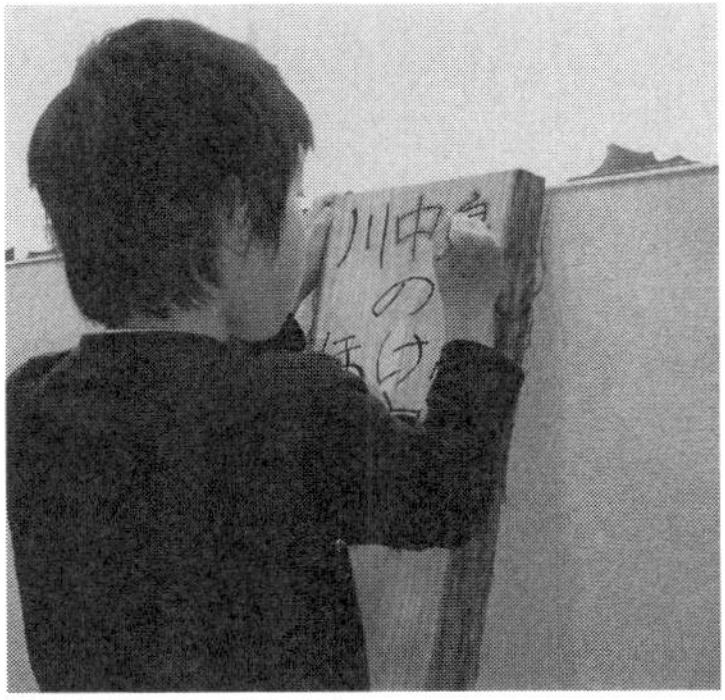

看板を描くしげるさん

私が「保健室の看板を作りたいけど、どんな看板にしたらいい？」と聞くと、「来た人に自分の顔を描いてもらえばいいよ」とすぐ、しげるさんが提案してくれました。お母さんと2人で看板に顔を描いて、〈川中島の保健室〉という字も、しげるさんが書いてくれました。

## 自分で決める

小学4年生になると「体育の授業に行けるようになりました」とお母さんが来室して話しました。私は、「今、自分で授業に行く教科を決めていますね。逃げ道を何時もつくってあげましょう」と助言しました。

5年生になった始業式の朝、お母さんより電話がありました。「クラス替えに緊張している様子です。気持ちは行きたいようですが身体が動かなくて葛藤して苦しんでいます。泣いて泣き疲れて寝てしまいました」

私は「今のしげるさんには、『大丈夫だから行けるよ』ということばは入っていかないと思うから、『行けるときになったら行けばいいよ』と言ってあげてほしい」と伝えました。

夜、もう一度電話がありました。

「始業式に行くことができませんでした。担任に『教科書をもらいに行きます』と電話して、放課後2人で教室へ行きました。担任は女性で優しい先生で安心しました。『ちょっとずつでもいいから来られるときに来てください』と言ってくれます。ありがたいですね。息子は夕方には、元気に友だちと遊びに行きました」

数日後、2人で来室すると、2時間目の休み時間だけグランドへ行き遊んで帰ってくる毎日のようです。「先生が『大丈夫だよ。家で行ける時間になったら学校へ来ればいいよ』と言ってくれた」と、しげるさんがうれしそうに話しました。私は「今できていることがあると、もっとできるかもとまわりは期待するけど、しげるさんは今、自分で決めていますす。その日『行けたこと』は山を越えていることですから、後戻りしたら休めばいいんです」と言いました。4月末、しげるさんは休み時間だけ行っていましたが、「今日は教室まで行けた」と喜んで話してくれました。

その後、恐竜公園へ遠足の日、準備したけれど行けません。昼頃「行くだけ行ってダメだったら帰ってこよう」とお母さんが声をかけ、お母さんの車でふもとまで行きました。同級生のところまではいけなかったが自動車内でお弁当を食べました。後日担任に話すと「そこまで来られたということがすごいこと」と一緒に喜んでくれたのです。

5月中旬になると、高原学校（宿泊学習）の体力作りで毎朝校庭へ走りに行くことができました。担任と約束したらしいのです。朝から行けることは珍しいこと。そのまま授業に出られる日もあるそうです。その後昼休みも行けるようになりました。家と学校を1日のうちに行ったり来たりしているのです。帰りの時間に昇降口まで行って友だちと一緒に帰って来る日もありました。

6月になって、しげるさんから電話が入りました。「英語の授業を受けるはめになったけど、受けることができました。でも、このことから担任の先生から『高原学校に行こう』と誘われました。母に『行かれない』と話しました」

自分で意思を伝えていると思いました。私は「自分で決めているね。それでいいよ。先生に高原学校に行かれないと自分で言ってみよう。自分で言えなければお母さんにお願いしてもいいよ」と、お願いすることも大事ということを伝えました。

高原学校の様子について、後でお母さんから電話がありました。高原学校は、バスの後尾から母の運転でついていき、ふもとで合流。同級生と一緒に登り始め、お母さんも最後尾から登ったそうです。山頂で同級生と昼食、写真、飯ごう炊さん、夜のキャンプファイヤーができ、その後、お母さんのところへ来て「帰る」と。車中で「ぼく、みんなと一緒に夕飯食べれたね」としげるさんは言いました。自分の成長に喜びを感じています。お母さんも、息子が帰ると言えたことを受けとめ、寄り添っています。翌朝も、お母さんの自動車で高原学校に戻り、皆と一緒にカレーを作って食べました。「死ぬほど美味しかった」としげるさんが言ったそうです。「ぼく、みんなと一緒に帰る」とお母さんに言い、バスで学校へ帰ったそうです。

今朝、担任から「高原学校の新聞を作るから来てみない？　ダメだったら帰ってもいいから」と電話がありました。しげるさんは悩むことなく用意して出かけて行きました。「ぼく、高原学校に行けたから新聞作れるね」と言ったそうです。

6月の音楽会では、皆と一緒にステージに立ちました。音楽専科の先生が、CDを貸してくださり、家でリコーダーの練習をしていたそうです。

6月末、しげるさんは「明日からランドセルで行ってみようかな」と言いました。7月1日、ランドセルで朝から登校班と一緒に学校へ行きました。初めてのクラブにも参加しました。高原学校へ行かれたことが、自信になったのでしょう。

そのときの様子（母の記録から）

息子は一日学校にいる。朝「ランドセルをしょって登校班と一緒に行っている。うれしくて写真を撮った。ご近所の方に「よかったね」と声をかけられる。給食も食べられるようになった。成長を感じた。姉の存在も大きかった。私のうつ状態を心配して「それでいいんじゃない」と岡目八目の意見を言ってくれた。

〈お母さんからの手紙〉

お陰様で毎日学校へ通えるようになりました。10月8日の運動会では、リレーの選手になり、元気いっぱいに走ることができました。毎朝早く登校しての練習を欠かさず行って、当日は朝から終わりまで皆と一緒にかけっこ、ダンス、係の仕事も最後までやり切ることができました。私もうれしさで胸がいっぱいになりました。社会見学もクラスの皆さんと一緒にバスで見学でき、心が元気になってきたことが本当にうれしいです。今日は書道展入選の賞状をもらってきました。

2月の朝、お母さんより電話がありました。

「元気に行っていたのですが、給食係になりクイズ発表する番がまわってくるので、緊張して悩んで昨夜泣きました。今日は休ませます。担任も気づいていて、気にかけていてくださいました」

私は「少し前に、ちょっと苦しいなと彼がわかってきています。とてもいいですよ。当日まで持ち越さないで、お母さんに言えるようになっています。『とてもいいよ』と言ってください。クイズ発表のことを担任の先生に言えるといいですね」と話しました。

## 自分で乗り越える

クイズ発表当日、緊張しているようでしたが、「クイズ言ってみる」と登校したのです。クイズ発表の練習を何度もして、何とか言うことができ、安心して帰ってきました。「こうすればこうなる。こうしていればどうなっていたかな～と自分のことを分析していました」とお母さんから電話がありました。私は「それはすごいことだよとしげるさんに話してあげて」と伝えました。

終業式の前日、前日あたりから給食が気になっていてメニューを見て食べられるかと考えています。お母さんが連絡帳に「給食のことを心配している」と書くと、「また心配させてごめんね」と彼が言いました。6年生になっても、中学に入っても給食があることは心配するのかな?とお母さんは消沈しています。

私は「何とかなるよ。今までもそうだったじゃないですか。お母さんは、今までのようになったら困るというオーラは出さないようにしましょうね。子どもは母親の気持ちを敏感に感じ取りますよ。これ以上無理するとよくないということを、本人がわかってきています。このボーダーラインが大事。給食がバロメーターだから絶対回復しますよ。無理しなければ大丈夫。後戻りした分だけ強化されますから後戻りも大事です」と言いました。

6年生になった6月、お母さんが来室しました。「息子は何か悩んでいるけど言おうとしません。でもそれを自分で乗り越えようとしていると思います」と言います。

「理由は聞かないようにしましょう。逃げ道を作っておいてあげるといいですね。『休みたかったら自分で決めていいよ』ということだけ発信してあげてください。今はひとつひとつクリアしようと訓練している状態だから、気持ちを共有していきましょう」

その後、海の学習で佐渡へ行きます。皆の前で朝のあいさつをしたのは、しげるさんでした。担任も「彼があいさつできたので感動しました」と言ってくれたと、お母さんから電話が入りました。

## 中学2年生になって生徒会会長候補に

中学生になったしげるさんはバスケット部に入り楽しい毎日を過ごしていました。2年生になり、バスケット部の部長になったのです。小学生の頃から運動が好き。友人とも楽しく過ごしています。

10月、しげるさんから久しぶりの電話です。「来年度の生徒会会長候補に選ばれてしまいました。不安でしかたがないです。大勢の先生に『やってみないか』と言われて、心配でしんぱいで」

私は「不安でしかたがない。自分はできない」と担任の先生に言ってみよう。どうしても演説会に出なければいけないなら、演説の中で、「できません」と言えばいい、と言ったのです。

このことがどうなったのか、お母さんからの電話でわかりました。学年選挙演説では、「クラス代表になったが、自分には皆を引っ張っていく自信はありません。これが今、自分で考えていることです」と言ったとお母さんに話したそうです。選ばれずにほっとしていましたとの電話でした。全校3学年の前で「自分はできません」とよく言った!!としげるさんの勇気に驚きました。自分の弱さもみんなの前で言えるようになっている。これならどんなことがあっても、生きていかれると思いました。

2015年、私は、ある中学校へ3年生の性教育の出前授業に出かけました。開始1時間前から準備をしていたところへ、背の高い生徒さんが現れました。「先生、こんにちは」

えっ！　私のところに来てあいさつしてくれる生徒さんがいると思って見上げると、にこにこ顔のしげるさんではありませんか。一緒に準備していたその学校の養護教諭が驚いて、「しげるさんを知っているのですか。保健委員長ですよ」と言います。学校で、一人のときでも私にあいさつができるしげるさんの様子に、私は驚きとうれしさで胸がいっぱいになりました。

夜になって、「今日、学校へ〈川中島の保健室〉の先生が来た！　迷ったけどあいさつに行ったらびっくりしていた」と息子が話してくれました、とお母さんから電話がありました。

## もうひとつの山

高校は3年間、無事に、連絡もなく過ごしたようでした。

専門学校へ進学し一人生活が始まった頃、ずいぶん後になってから知ったのですが、しげるさんにもうひとつの試練があったそうです。私が旅行中で10日間留守をしていた期間に、しげるさんは、〈川中島の保健室〉へ電話をしたそうです。つながらなかったので、お姉さんに相談し「友だちができない。この学校でよかったのか……やめたい。海外へ行って、ワーキング・ホリデーをやってみたい」と言っていたらしいのです。現実逃避したがっており「お母さんには黙っていて、もし本当にやめるときは自分で言うから」と、お姉さんはお母さんに伝えたと言います。

その後、学校に慣れたようで友だちもでき、勉強もよくやっているそうです。彼が電話をかけてきたとき、私がいなくてよかったのかな。もう自分で歩いていると思いました。

## 子どもは自分らしく生きたいと願っている

6章に登場した3人は、それぞれ小学生、中学生、高校生のときに、〈川中島の保健室〉で出会った青年たちです。

それ以来、5年、10年、15年と長い期間〈川中島の保健室〉を訪れ、現在に至っています。学校、社会の中で、生きづらさを感じ、いわば自分を取り巻く壁につき当たって、自分を見失いそうにもなりました。自分の置かれた状況をまわりのおとながわかってくれて「自分のペースでいいよ」と認められたとき、ぶつかった壁を乗り越え、自分らしく歩み始めました。1章で紹介した週3時間しか働けない英子さんも、〈川中島の保健室〉に掲げてあるナイチンゲールの健康観「その人の持てる力を最も良い状態で発揮しているとき、それを健康という」を見て、「からだの調子の良いときに、自分ができる仕事をすればいいですね」と言いました。

子どもは自分らしく生きたいと願っています。それを見守り、ときに支えるのがおとなの役目だと思います。学校では、保健室で養護教諭がその役を果たしています。不登校となった生徒さんや中退された方、学校を卒業した青年には、そのような場所がありません。そんなとき「まちかど保健室」があることは救いです。

まちの中に、人々がお金を持たなくても、気軽に立ち寄れる場所があり、そこに温かく見守る養護教諭がいる、そんな保健室が全国にたくさんほしいと願っています。

には重要な時期だといいます（日本小児眼科学会ホームページより）。

赤ちゃんの目の前ではなるべく使わない、幼児に見せる場合は短時間にとどめる、1人で見せるよりも、いっしょに見てやりとりをする、外遊びなど他の活動の時間も十分とるなど、使い方を工夫してみましょう。

## 小学生、利用のルール作りを

スマホ使用ルールについて保護者への呼びかけを始める自治体が増えてきました。親だけでは対処が難しいけれど、与えっぱなしにせず、子ども同士考え合う仲間を身近につくりたいものです。

夜10時以降使わない、1日1時間までになどと、クラス会や学校単位で、子どもたち自身でルールを作ることはとても有効です。

## 中高生、所持率が高くなる時期

事件が起きる度に「どこのサイトを見ていた」とか「過激なゲームをしていた」などその人の動機と結びつけようとします。ネットやゲームが犯罪を引き起こす主要因のように語られるのは問題です。中・高生は親よりも友達との関係が大事になる時期ですが、スマホを多用する子どもたちは、友人や恋人に支配されやすい傾向があります。子どもたちに、自分にとって安全でない関係性を見分けて、回避する、情報そのものを吟味するなどの力を育てる必要があります。また、子どもは失敗しながら育つ存在であり、困ったときや失敗したときに、信頼できる大人に伝える力が大切です。

## 直接的な交流を大切に

IT大国であるフィンランドの中高校生には、昼食休憩時や街中でさえスマホに見入る姿がほとんど見受けられないといいます。グループ討議や助言をしあう授業。ほとんどの大人が夕方6時までには帰宅し、家族や地域との交流を大切にする生活。学校でも家庭でも地域でも、人と人との直接的な交流を大切にしているからです。ここにヒントがあるかもしれません。

川中島の 保健だより ⑥

# スマホ、どうつきあう？

スマホ、ネットは、会話や写真のやりとりなど人とのコミュニケーションや、ゲームや動画などの娯楽、勉強や関心事の検索、ショッピングなど、毎日の生活に欠かすことのできないツールになっています。子どもたちの日常にも浸透してきています。

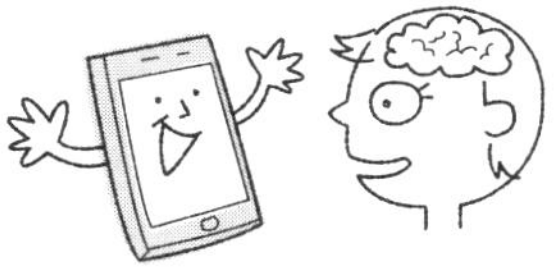

## 目や脳の発達への懸念

しかし、小児眼科では今、幼児の急性内斜視が問題になっています。因果関係は証明されていませんが、スマホのような小さな画面を長時間見続けることとの関連が疑われています。文部科学省の調査でも裸眼視力1.0未満の割合はこの10年ほど小・中・高校とも増加傾向にあります。

また、医師や教師等でつくる「子どものからだと心・連絡会議」では、長年心配されてきたすぐ「疲れた」という子どもたちの背景に、疲れを引き起こす自立神経機能や、脳の前頭葉機能の問題が推測されていました。最近では、「面倒くさい」という声の背景にネット依存があるのではないかと懸念されています。

デジタル機器とどのように付き合えばいいのか、発達に沿って考えてみましょう。

## 赤ちゃんから幼児期

赤ちゃんが、親が手にしているものに興味を持つのは当然なこと。スマホは生活の必需品である上に、電車やバスの中で静かにさせなくてはというプレッシャーも大きく、画面を見せてやり過ごす場面もあることでしょう。ただ、赤ちゃんの視力は明かりがぼんやりわかる程度から養育者やおもちゃを見たりしながら徐々に見えるようになっていきます。両目でものを見て遠近感を把握する力は生後1年の間、その後5歳くらいまでがとくに目の発達

# おわりに

私の出身は長野県飯田市です。飯田市は、河岸段丘の上にあります。戦後焼け野原となり、傾斜地に碁盤の目の通りができました。城下町であったことから、馬場町、追手町、長姫町など名残の名称があります。私は、長姫町で育ちました。

小学校は、近くに赤門が今も残っている追手町小学校へ通いました。鉄筋コンクリート4階建ての建物で、現在も使っています。飯田市民が仰ぎ見る風越山は愛称〝ごんげん山〟と呼ばれ、登山マラソンも行われています。7年に一度開く「飯田お練り祭り」では、東野の大獅子や大名行列が有名です。150年続いている大名行列には私の弟も出演しています。特産物には市田柿や水引があります。

そんな飯田市で育った時代のことです。町内に提灯屋のおばさんがいて、この方は、夕食後の7時頃、地域の既婚女性たちを集め、当時保健婦さんと呼んでいた講師を時々招いたそうです。そして家族計画の話や、女性がかかりやすい病気などの話をしていただき、みんなで聞いたそうです。これは女性だけの寄り合いだったと思われます。

私が初潮を迎えたのは12歳の12月でしたが、それからしばらくしたころ、母から基礎体温計を渡されました。基礎体温計で体温を測ると、自分のからだのことがよくわかります。基礎体温を計ることから、女性の身体には低温期と高温期があること、排卵すること、妊娠しやすい日があることを知り、家にあった百科事典でわからないことを調べました。調べているうちに、「性交」ということばが出てきました。これもやはり百科事典から、科学的な事実としてそのまま学ぶことができました。

ところで、普通の主婦だった母は、どうして基礎体温計を私にくれたのでしょうか。

実は、母は娘の月経周期が早いことを心配し、いつも学んでいた保健婦さんのところへ相談に行ったそうです。そこで、基礎体温計を渡されたというのです。そのことがきっかけとなり、私は女性の身体に興味をもち、やがて将来の養護教諭という職業につながったのです。母からこうした話を聞いたのは、養護教諭になってからのことです。私は、提灯屋のおばさんのような存在になりたいと思いました。

まちに保健室をという考えに至る前には、実は〝性教育協会〟を作りたいとも思っていました。これは40代後半から50代の頃、〝人間と性〟教育研究協議会の海外ツアーで、ドイツ家族計画協会（Pro Familia）、スウェーデン性教育協会（RFSU）セミナー、オランダ性教育協会（N.V.S.H Head Office）を訪ねたことがきっかけです。

〝性教育協会〟というのは、性のことを学ぶ施設で、家族ぐるみの入会で経営していました。

入会した家族員は、いつでもその施設に行って相談や性教育を受け、コンドーム等もいただけます。家族であっても性のことはプライバシーですから秘密は守ります。学校等から依頼があれば、性教育の資料を貸し出し、1クラス単位でこの施設に来て授業も受けられます。担任は、性教育の内容の相談ができます。1か月に一度、産婦人科、泌尿器科の医師も来て、相談も可能です。これらは、ドイツ、スウェーデン、オランダで共通でした。

〝人間と性〟教育研究協議会本部幹事だった山本直英氏は「白澤さん、長野に〝性教育協会〟をつくりなさい」とツアーの最中におっしゃいました。

「えっ!! 私が?」思ってもいないことを提案されたので、衝撃でした。それから少しして、山本先生は逝去されました。私はこのことばが山本先生の遺言のように想い、長野に〝性教育協会〟をつくろうと固く思いました。

ところが退職の少し前、2003年に、東京の七生養護学校で教師と保護者で長年かけて作り上げてきた性教育が、都議会で問題にされ、教材を没収されるという出来事が起こりました。七生養護学校では、障害のある子どもたちが性に関して被害者にも加害者にもならないようにと手づくりの教材を使ってわかりやすい学習を進めていたのです。この、セクシュアリティやジェンダーの教育に対する不当な攻撃は全国に広がりました。私は、この時期に〝性教育〟を掲げた施設をつくるのはむずかしいと考え、まちかど保健室を作ることにしたのです。

人生の中で人は、生き方に深く関わる三人のよき人に出会うと言います。一人目は、私が養護教諭になって、本当の養護教諭の仕事を自らの実践から伝え、仲間と共に学ぶことを教えてくれた坂口せつ子さん。二人目は、健康教育国際会議への誘いや、本やコラムの執筆、薬物に関わった生徒に出会ったときの助言など、さまざまなことを教えてくださった富山芙美子さん。そして「本当の仕事ができるのは65歳からだよ」とスイスのジュネーブ健康教育国際会議の夕食会で語った坂本玄子さんの三人です。

先輩たちのおかげで、私は、〝こだまの会〟〝性教協長野サークル〟〝長野子ども心とからだを学ぶ会〟〝トークトーク性〟など、サークルの仲間とともにたくさんのことを学び、勇気づけていただいています。長野の仲間がいたからこそ、こうして〈川中島の保健室〉で活動ができていると感謝しています。

この本の出版にあたっては、かもがわ出版の山家直子さん、皆さんに大変お世話になりました。あらためて深く感謝いたします。

２０１９年10月
白澤章子

**白澤章子**（しらさわ・あきこ）

1948年、飯田市生まれ。長野市在住。長野県公立小・中学校の養護教諭を40年勤め、退職後、長野市の自宅に〈川中島の保健室〉を開室。子育てやこころ・からだ・性にまつわる相談と講演や出前授業に取り組んでいる。養護教諭の勉強会「こだまの会」、National Network of Yogo Teachers in Japan、“人間と性”教育研究協議会長野サークル、長野子ども心とからだを学ぶ会、トークトーク性など、さまざまな学びの場に参加。共著に『危機の思春期 再生の思春期——寄りそう保健室の記録』（草土文化）ほか、自費出版に『どうしたの』。

川中島の保健室
長野市川中島町四ツ屋1315-12
電話・FAX　026-284-8220
Eメール　white.shirasawa@nifty.com

初出について
本書は〈川中島の保健室〉の10年の取り組みをふまえ下記の原稿等をもとに加筆修正し、書き下ろしを加えて構成しました。
「新婦人しんぶん」リレー連載「思春期つながる よりそう」2011年8月25日～2019年3月21日付（新日本婦人の会）
「『川中島の保健室』の相談から」『週刊長野』2011年11月28日付、2017年7月29日付、2018年12月23日付（週刊長野社）
「退職後の養護教諭が運営している“まちかど保健室”」『健康教室』2014年11月号、「“まちかど保健室”における性教育の取り組み」『健康教室』2017年3月号、「“性教協”長野サークルの実践『君たちは性と生をどう考えるか』」『健康教室』2017年7月号（東山書房）
「まちかど保健室でのかかわり」『保健室』2016年2月号（本の泉社）
「条例をさらに発展させるために」『2019長野の子ども白書』（長野の子ども白書編集委員会）

# まちかど保健室にようこそ

**からだ・こころ・性のこと**
**なんでも話してホッとできる**
**〈川中島の保健室〉ものがたり**


2019年11月25日　初版第1刷発行

著　者　白澤章子
発行者　竹村正治
発行所　株式会社 かもがわ出版
〒602-8119　京都市上京区堀川通出水西入
TEL 075-432-2868　　FAX 075-432-2869
振替　01010-5-12436
ホームページ　http://www.kamogawa.co.jp

印刷所　シナノ書籍印刷株式会社
ISBN 978-4-7803-1053-5　C0037